AF465321

CONVERSATIONS ACADEMIQUES, TIRE'ES DE L'ACADEMIE DE MONSIEUR L'ABBE' BOURDELOT.

Par le Sieur LE GALLOIS.

Premiere Partie.

A PARIS,

Chez CLAUDE BARBIN, au Palais, ſur le ſecond Perron de la Sainte-Chapelle.

M. DC. LXXIV.

AVEC PRIVILEGE DU ROY.

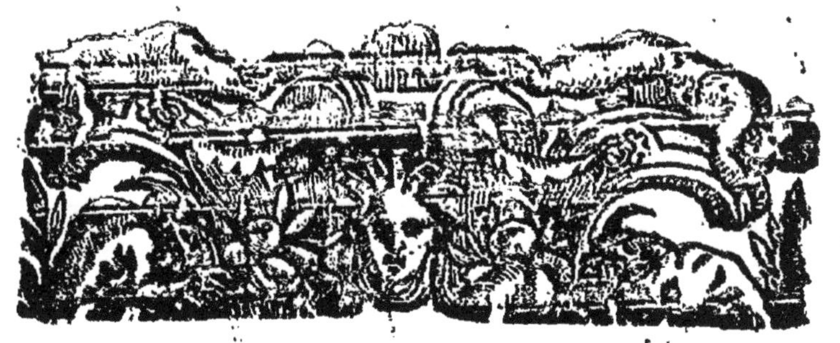

A MONSIEUR L'ABBÉ HUET. CONSEILLER DU ROY. En ses Conseils, & Sous-precepteur de Monseigneur le Dauphin.

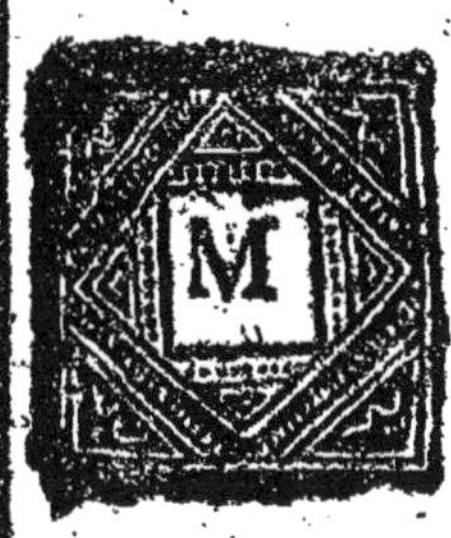

ONSIEUR,

La passion que j'ay de m'aquiter d'une partie des obligations que je vous ay m'oblige à prendre la liberté de vous dedier cet Ouvrage. Ie ſçais bien qu'un preſent de ſi mediocre valeur ne peut égaler la moindre des bontez que vous avez pour moy : Mais je ſçais bien auſſi que vous eſtes aſſez genereux pour avoir plus d'égard à ma volonté qu'à ce que je vous offre. I'oſe pourtant eſperer, MONSIEUR, que vous ne trouverez pas ces entretiens tout-à-fait indignes de vous, connoiſſant, comme je fais, la noble & conſtante paſſion que vous avez pour les Lettres & pour les Ouvrages d'eſprit & de ſçavoir ; & c'est en quoy je trouve une raiſon *de bien-ſeance pour vous offrir celui-cy, outre celle de juſtice qui m'eſt particuliere. Tous les Sçavans, qui s'entretiennent dans ces Converſations, ne me deſauoüeront pas ſi je vous faits l'Arbitre de leurs diſcours & de leurs pensées. Toute l'Europe, qui vous regarde deſormais comme un des plus grands ornemens des Lettres, je ſouleveroit contre eux s'ils vous refuſoient cette ſoumiſſion; A vous, dis je,* MONSIEUR, *de qui l'on peut dire avec juſtice ce que l'on diſoit d'un grand Perſonnage qui vivoit du temps de nos Ayeux.*

merito cui doctior orbis,

submissis defert fasci-
bus Imperium.

Mais si l'on est obligé de rendre cette deference à un sçauoir aussi eminent que le vostre, vous avez d'autres vertus qui font qu'on vous le rend volontiers & avec plaisir. Ie les raporterois icy si l'étenduë d'une lettre me le permettoit, & si vostre modestie n'en estoit point blessée. Ie parlerois de cette modestie même, qualité si rare en ce siecle, si incompatible avec l'erudition, & si inconnuë à tous nos demy Sçavans. Ie ne me tairois pas non plus de cette grace & de cette facilité avec laquelle vous sçavez faire &

dire les choses; De vostre procedé civil sans contrainte, & honneste sans affectation; & de cet air engageant avec lequel vous sçavez gagner les cœurs, comme vous sçavez soûmettre les esprits par l'élevation du vostre. Mais je m'étendrois principalement sur ces autres vertus morales qui font le prix & l'assaisonnement de toutes celles que vous possedez: sur cette pieté solide qui vous a fait consacrer vos études aux interests de la Religion, comme vous avez consacré vostre personne même à Dieu par le genre de vie que vous avez embrassé: Sur l'é-

galité de vostre ame, l'uniformité de vostre vie, & l'innocence de vos mœurs; sur vostre fidelité pour vos Amis, qui en vous conservant les anciens vous en aquiert tant de nouveaux; sur cette bonté genereuse qui ne vous a jamais permis de refuser à personne vos soins & vos bons offices. Enfin je ferois voir que comme vous avez sçeu joindre la science du cabinet à celle du monde, vous avez sçeu aussi assembler en vous le sçavoir & la probité, dont Seneque trouvoit l'union si rare. Mais, MONSIEUR, *pourquoy m'étendroisie sur toutes ces choses, qui me mene-*

roient hors des bornes d'une Epître ; & pourquoy entreprendroisie de faire vostre eloge, puisque le plus grand Roy du monde la déia fait d'une maniere si éclattante, lors que faisant le même iugement de vous que Philippes fit autrefois d'Aristote, quand il témoigna publiqnement sa ioie de ce que son fils Alexandre estoit né du temps de ce grand Homme, il vous a choisi pour travailler à l'instruction de ce ieune Prince, dont les qualitez Heroiques feront un iour les delices du genre humain. Cette loüange renfermant tous les éloges que ie pourrois vous donner, il ne *me reste plus qu'à vous asseurer que ie suis & seray toute ma vie avec beaucoup de zele & de respect,*

MONSIEVR,

Vostre tres-humble, & tres-obeissant Serviteur,
LE GALLOIS.

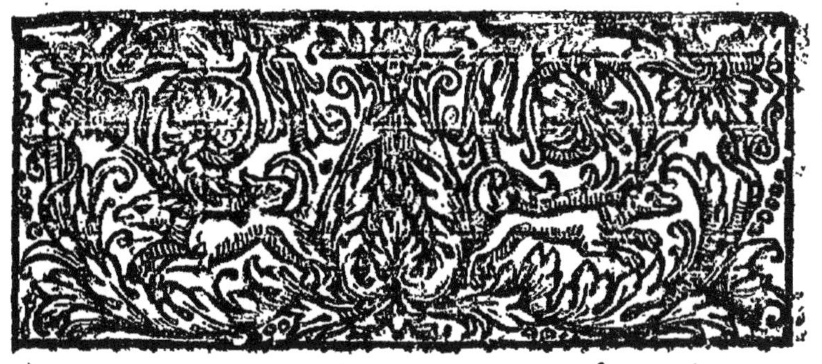

PREFACE,

LA Preface que j'ay faite au Volume des Converſations que j'ay déja données au Public, dans laquelle j'ay traitté de l'origine & de l'utilité des Academies, me diſpenſeroit d'en faire à ce ſecond ſi je ne me croiois obligé de répondre aux diſcours que l'on a tenus de ces premiers entretiens, &

d'en dire encore quelque chose, dont la connoissance ne sera pas inutile. On peut bien juger que si cet Ouvrage a eu ses Approbateurs il a eu aussi ses Critiques. *Pro captu Lectoris habent sua facta libelli.* Il est des esprits comme des goûts. Chacun a le sien fort different de celuy des autres ; & comme il est tres rare de trouver deux visages qui soient tout-à-fait semblables, il est presque impossible aussi de trouver deux hommes qui soient d'un même sentiment. Ainsi l'on ne doit point s'etonner si l'un trouve bon ce que l'autre trouve mauvais ; car comme nous ne jugeons des choses que selon qu'elles nous paroissent, les differentes dispositions des hommes estant cause qu'ils reçoivent diversement l'impression des objets, elles sont cause aussi qu'ils en jugent diversement. Cette raison fait que je ne m'étonne guere de ce que quelques uns n'ont pas approuvé mon Livre. Je connois trop les hommes pour croire qu'un Ouvrage, quelque bon qu'il soit, en puisse estre generalement approuvé ; c'est pourquoy l'on a eu raison de mettre l'Approbation universelle au rang des choses impossibles. Si les uns disent du bien d'un Livre ou par zele ou par raison, les autres le censurent ou par caprice ou par envie, assez souvent par prévention, pour l'avoir entendu censurer à d'autres. Je ne dis pas que quelquefois on ne critique avec raison. Je ne dis pas aussi que mon Livre n'ait esté justement censuré en quelques choses. Je ne suis pas assez vain pour croire qu'il soit sans defaut. Mais je ne puis souffrir sans indignation que quelques envieux en aient plus mal parlé qu'ils ne devoient ; & si ce n'étoit qu'ils sont déja assez decriez je prendrois plaisir à faire icy le portrait de leurs esprits, pour faire voir de quelle nature peuvent estre leurs jugemens. Tout le monde sçait que dans la republique des Lettres on voit de temps en temps de faux sçavans, à qui l'etude tourne la cervelle. Ce sont de foibles esprits que la science gâte, parce qu'ils ne la peuvent digerer ; qui ont beaucoup de memoire, mais qui n'ont point de jugement ; qui raiſonnent toûjours, mais qui ne ſont jamais raiſonnables; qui ſçavent , mais qui ne ſçauroient ſe ſervir a propos de leur ſcience; en un mot qui ont la reſte ſi mal timbrée & les organes du cerveau ſi mal conformez que le ſçavoir n'y peut rien produire de bon. Voila en peu de mots le caractere de quelques Pedans à qui l'envie a fait donner des coups de dent à mon Livre, que peut-être ils n'ont point lû. Ce ſont des zoiles qui voudroiét qu'on n'eſtimaſt que leurs Ouvrages ; & c'eſt un effet de cette inſupportable vanité té qui les fait détester de tous les honnêtes gens, & qui les a tellement fait connoistre & décrier par tout que je n'ay point besoin de les nommer icy pour sçavoir de qui je parle. Je les laisse donc; en partie de peur qu'on ne croie que quelque ressentiment contre leur censure me fait parler plûtost que le mépris que j'ay conçeu pour leurs personnes. Si j'ay fait icy leur portrait en petit, ce n'a point été pour me vanger de leur impertinente critique. Elle ne le merite pas. C'a été seulement pour satisfaire à l'inclination que j'ay de faire la guerre à leurs defauts, & pour donner déja au public un échantillon des pieces que je luy promets contre ces fanfarons de ſciences, que l'Italien appelle ſi agreablement *Savij in boccha, pazzi in teſta.* Voila Lecteur la ſeule raiſon qui m'a obligé de vous parler de ceux qui ayant jugé de mon livre avec plus d'envie que de raiſon en ont dit auſſi plus demal qu'ils ne devoient. Je viens maintenant à ceux qui en ont jugé d'une autre maniere.

Quelques uns m'ont blâmé d'avoir trop loüé ceux de qui j'ay été obligé de parler dans la preface du premier Volume: Mais ce reproche est injuste, si ce que j'en ay dit est veritable; car comme dit tres bien un ancien autheur *Iustæ sunt laudes quum veræ.* Il est juste de loüer ce qui le merite; & par consequent on ne le peut trop faire, quand on ne dit que ce qu'il y a dans les personnes que l'on loüe. Nous lisons aussi que Socrate vouloit qu'on distribuast les loüanges aux gens de bien comme l'encens aux Dieux, c'est à dire avec profusion; & je ne crois pas qu'il y aie personne, pour peu raisonnable qu'il ſoit, qui n'avoüe avec ce grand Philoſophe que comme on ne peut trop faire pour aquerir de la vertu, l'on ne peut trop dire auſſi pour loüer ceux qui l'ont aquiſe. *Aut facienda quæ ſcribenda ſunt; aut ſcribenda quæ facienda*, comme dit Pline le jeune: ce qui nous fait bien voir, ce me ſemble, que ſi l'on doit faire des choſes qui meritent d'étres d'écrites, on doit pareillement decrire celles qui meritent d'étres faites. C'eſt le principe ſur lequel je me ſuis fondé pour dire deux mots à la loüange de quelques illuſtres du ſiecle. Cependant on trouve que j'en ay trop dit; quoy que dans la pure verité ces eloges ſoient encore beaucoup au deſſous du merite de ces perſonnes. Que ſi j'avois fait des ſatyres, on m'eſtimeroit, on me loüeroit, on m'erigeroit des ſtatuës; parce que la pluſpart ſe plaiſent à voir diminuer la reputation des autres, & conſiderent cette diminution comme une augmentation de leur propre gloire: mais parceque j'ay donné quelques eloges à des perſonnes qui n'en peuvent trop recevoir, on me blâme, on m'accuſe d'excez, on dit que je ſuis prodigue de loüanges: Mais je ne m'en étonne pas, puiſque je ſçais que la méme raiſon qui rend ces cenſeurs ſi ſatisfaits des ſatyres que l'on fait contre le prochain, les doit rendre pareillement fort mécontens des loüanges qu'on luy donne, quoy que juſtes; car comme ils ne conſiderent le mépris que l'on fait d'autruy que comme une augmentation de leur propre gloire, ainſi que j'ay dit, de méme ils ne regardent les loüanges que l'on donne aux autres que comme un larcin qu'on fait à leur propre merite. Voila peut-être la seule cause de la censure qu'on a faite contre cet endroit de ma premiere preface. Quoy qu'il en soit on voit assez, si l'on n'est envieux, que cette censure est tres-mal fondée, sans que je sois obligé de le prouver davantage. Ainsi je passe aux autres.

Un des plus sçavans hommes du siecle m'a repris d'avoir mis ma preface en dialogue. J'avoüe qu'il n'étoit pas necessaire de luy donner cette forme ; & je pouvois traitter de l'origine des Academies de même maniere que l'on a traitté de l'origine des romans, & de celle de l'eloquence: mais outre que je n'ay pas trouvé mon sujet assez fertile ni mes forces assez grandes pour faire de cette façon un traitté aussy accompli que ceux qui ont été faits sur ces matieres, ce qui m'a obligé d'y chercher du secours dans l'invention, c'est aussi que j'ay cru qu'il étoit en quelque façon plus à propos de donner pour Preface à des entretiens un entretien même, afin de mieux disposer par là les esprits à ce genre d'écrire qui ne deplaist pas à tout le monde. D'ailleurs la façon d'étre ne changeant rien à l'essence de la chose, il me semble qu'on ne doit pas se mettre en peine de qu'elle maniere j'ay fait ma preface, pourveu que j'y aye montré l'origine & l'utilité des Academies en general, avec le caractere de quelques Academies en particulier, ce que j'ay fait le mieux qu'il m'a été possible. Il importe peu en effet, pour bien apprendre une chose, qu'elle soit traittée par une seule personne ou par plusieurs; & je crois que les dialogues de Platon n'instruisent pas moins de ce qu'ils contiennent que si l'on l'avoit traité d'une autre sorte. Je sçais qu'il n'est pas ordinaire de faire des prefaces de cette nature ; mais outre que la nouveauté a ses graces, c'est que je n'ay jamais oüy dire qu'une chose fut moins bonne pour étre traittée d'une maniere nouvelle ; & de fait il ne faut pas tant regarder à la nouveauté qui ne fait rien au sujet, qu'aux raisonnemens qui font la meilleure partie de son merite. Cela n'empéche pas neanmoins que cette critique ne soit tres-judicieuse, & que je n'y defere assez pour ne plus faire de prefaces en dialogues. Je passe maintenant aux censures que l'on a faites du livre méme.

Quelques uns ont dit que les transitions n'y sont pas justes par tout ; je veux dire que quelque fois on y passe d'un sujet à l'autre sans aucun rapport entre les matieres. Cette objection paroîtra foible lorsqu'on sçaura que les entretiens de l'Academie de Monsieur l'Abbé Bourdelot tiennent plus de la nature d'une conversation particuliere, ou l'esprit ordinairement ne s'attache à rien qui le gehenne, que d'une conference publique, où l'on se fixe toûjours à quelque sujet determiné que l'on examine dans toute son étenduë. Ce n'est pas que l'on ne discute à fond les matieres en cette assembleé, particulierement celles qui le meritent. C'est une Academie composée de personnes qui ne se contentent pas d'effleurer les choses, & d'en considerer simplement la superficie. Ce sont tous genies relevez aux lumieres de qui peu de choses échappent, dans les matieres mémes les plus difficiles; c'est pourquoy il eſt cõme impoſſible qu'elles n'y ſoient bien examinées: mais parce que les ſujets, quelques fertiles qu'ils ſoient, ne ſont pas toûjours capables de fournir a toute une conference, on eſt quelquefois contraint d'en changer, & de paſſer à d'autres choſes: Parce auſſi qu'ordinairement vers la fin de l'aſſemblée les eſprits fatiguez de la diſpute ſont bien aiſes de ſe delaſſer, on cherche alors du divertiſſement dans la varieté des matieres. On rapporte des experiences. On cite des faits & des obſervations. On raconte des hiſtoires; ce qui ſe fait ſans aucun ordre, autant comme j'ay dit, pour se satisfaire par la diversité des sujets, que pour n'être point contraint à ne parler toûjours que d'une même chose. Il ne faut donc pas s'étonner si l'on voit quelquefois dans mes entretiens des transitions qui ne sont pas naturelles. Cette irregularité est même une marque que je rapporte les choses comme je les ay oüies. On ne peut pas exiger de moy davantage. J'ay suivi fidelement le genie de mon Academie; & rapportant le mieux que j'ay pu les sentimens de ceux qui la composent je me ſuis mis tres-peu en peine ſi ce rapport eſt dans un ordre capable de plaire à tout le monde, parce que je ſçais que cela eſt impoſſible, les uns le voulant d'une façon & les autres d'une autre. En effet il y en a beaucoup qui ne deſapprouvent pas cette grande varieté de faits que je rapporte en quelques uns de mes entretiens, ou pour mieux dire que j'entaſſe les uns ſur les autres ſans aucun rapport. Pluſieurs ne demandent que des ſingularitez, & trouvent plus de plaiſir au recit de deux ou trois obſervatiõs qu'à tous les raiſonnemens des plus grands Metaphysiciens du monde. Jose même dire que c'est le goût du siecle, qui n'aime que les choses rares & extraordinaires. Tout le monde presque court aux experiences & aux nouveautez: C'est pourquoy je n'ay pas eu de peine à m'y accommoder, puisque je ne suis pas fâché de plaire à la multitude. *Cujus judicium suprema lex esto.* Il faut s'accommoder au goût de ceux dont on veut aquerir l'estime & la bienveillance. *Nam si Piscatores non eam apposuerint escam hamis, quam sciverint appetituros esse pisciculos, sine spe prædæ*

prædæ morantur in scopulo. Voila une des raisons qui m'a le plus obligé de reciter quelquefois tant de faits dans le même ordre que je les ay oüis. C'est parce que je sçavois que plusieurs le souhaittoient, & que même on me les avoit demandez de la sorte. Cela suffit. Que si quelques uns n'aiment pas cet ordre, ou plûtost ce desordre qui ne laisse pas d'avoir ses charmes, ils trouveront dequoy se satisfaire dans quelques entretiens, ou depuis le commencement jusques à la fin on voit assez de connexion entre les matieres: mais ſoit dans les choſes detachées, ſoit dans celles qui ne le ſont pas, on voit toûjours reluire par tout également le caractere de cette Academie, je veux dire une grande liberté de raiſonner des choſes ſans attache & ſans peine; de ſorte que, comme j'ay dit, la conference prend toûjours le tour d'une converſation particuliere plûtoſt que d'une diſſertation publique. Ainſi, Lecteur, vous verrez que ſouvent on s'y écarte du premier ſujet; quelquefois on le laiſſe pour paſſer à une troiſiéme matiere qui eſt née de la ſeconde, comme la ſeconde eſt provenuë de la premiere : Mais tout y eſt examiné comme il le merite ; & la liberté que l'on y prend ainſi de paſſer d'un ſujet à l'autre n'empeche point que les matieres ny ſoient bien traittées. Je viens à la seconde cenſure que l'on a faite de ces entretiens.

Quelques-uns ſe ſont plaints de ce que les raiſonnemens n'y ſont pas egalement forts par tout ; & ils ont dit que s'il y en avoit de bons il y en avoit auſſi de foibles. Cette objection eſt bien foible elle meſme ;

& je m'estonne que des gens d'esprit l'aient faite. En effet peut-on s'imaginer avec raison que plusieurs personnes doivent également bien penser d'une mesme chose. Il faudroit pour cela que non seulement ils fussent tous d'une méme force, mais aussi qu'il y eust plusieurs veritez à trouver dans un mesme sujet. Tous les traits d'un tableau ne peuvent pas estre d'une égale beauté. Toutes les pensées d'un Autheur ne peuvent pas estre non plus d'une égale force. Comment donc peut-on souhaitter que les sentimens de divers particuliers soient également bons sur un méme sujet, puisqu'il y doit avoir encore plus de difference entre plusieurs personnes les uns à l'égard des autres, que non pas dans une seule personne à l'égard de soy-méme. Mais outre que tous les esprits ne sont pas egalement bons pour penser également bien? Ditte moy je vous prie Lecteur, une méme matiere peut-elle fournir diverses conjectures egalement bonnes? y a-t-il plus d'une verité à son égard? A t-elle plus d'une proprieté essentielle par où l'on la puisſe bien definir. Je ſçais que l'on en peut faire diverſes deſcriptions, ſelon ſes differentes qualitez; mais je ſçais auſſi que ces qualitez ne luy étant pas également intimes, les deſcriptions que l'on en fait ne peuvent pas étre auſſi également bonnes. Il ne faut donc pas s'étonner de ce que dans mes entretiens il y a des raiſonnemens plus forts les uns que les autres, puiſque cela ne ſe peut autrement, les eſprits n'étant pas égaux, & tout ce qu'on peut dire d'un ſujet ne pouvant pas étre d'une méme force. Mais cela eſt ſi clair que c'eſt perdre le temps de le vouloir expliquer davantage.

Je réponds maintenant à ceux qui ne veulent pas qu'un particulier ait pu recueillir tant de conferences. Je vois bien que ces personnes la ne sçavent ce que c'est que d'écrire avec promptitude, par nottes & par abbreviations, quoyque la chose soit assez commune. S'ils avoient leu Manlius ils sçauroient qu'on peut par ce moyen & sans peine écrire les discours de ceux qui parlent, méme de ceux qui parlent avec precipitation.

Vere scriptor erit felix cui littera Verbum est. (dit ce Poëte)
Quum que notis linguam superet, cursumque loquentis;
Excipiens longas nova per compendia voces.

Quelques uns font Mecenas Auteur de ces notes : Mais Asconius dit qu'on avoit ainsi transcrit les oraisons de Ciceron. Quoy qu'il en soit c'est de cette maniere que quelques particuliers transcrivent des sermons tous entiers, encore qu'il soit beaucoup plus difficile d'en venir à bout que de recueillir les principales choses d'une conference ; parce que le copiste

piste d'un Sermon n'a point de relâche, & que celuy d'un entretien en a quelquefois, pendant lesquels il a le loisir de rediger par écrit ce qu'il vient d'entendre. D'ailleurs on n'est pas obligé d'écrire tout ce que l'on dit dans une conversation, ou il suffit d'exprimer le sens des discours sans s'attacher aux paroles. Et c'est ce que j'ay fait aussi pendant long-temps; & ou j'ay si bien reüssi que quand mes recueils ont été veus par les particuliers de qui les sentimens proviennent, ils ont presque tous avoüé que la relation en étoit fidelle; & l'on a corrigé ce qui ne l'étoit pas. J'ay pris peine ſur tout a obſerver fidellemẽt l'ordre desmatieres, quoyque dans la pure verité cela ne faſſe rien aux choſes, qui n'inſtruiſent pas moins dans un ordre que dans l'autre. Outre cela quand j'étois de retour chez moy, je repaſſois ſi bien par ma memoire toutes ces queſtions & tous ces diſcours que le plus ſouvent je me reſſouvenois encore de beaucoup de choſes que j'avois je ne ſçais cõment oubliées, encore que je les euſſe bien entenduës.

On a dit auſſi contre ces entretiens qu'il s'y trouve quelquefois des obſervations & des experiences ſuſpectes. Il eſt vray: mais que ces cenſeurs prennent garde de quelle maniere elles ſont receües par l'Academie ; & ils verront qu'on ne les reçoit que pour les refuter, & que Monſieur Bourdelot & les autres alleguent tout ce qui ſe peut de raiſons pour les combattre, & que quoyqu'on puiſſe dire en leur faveur ces Meſſieurs ne les prennent jamais que pour ce qu'elles ſont, c'eſt à dire pour incertaines. Je ne les aurois pas miſes auſſi parmy ces entretiens ſi elles n'avoient donné lieu de dire pluſieurs autres bonnes choſes que le mõde ſera bien aiſe d'apprendre ; car comme j'ay déja dit, un ſujet en fait naître un autre en ces converſations ; celui-cy un autre, & ainſi du reſte ; enſuitte de quoy l'on revient quelquefois au premier ſujet, quelquefois on n'y revient pas, ſelon la diſpoſition des eſprits & des matieres.

Quelques uns ont encore dit que ces entretiens étoient trop courts : mais cette objection nous eſt trop favorable pour n'être pas du ſentiment de ceux qui l'ont faite ; c'eſt à dire qu'avoüant avec eux qu'ils ſont trop courts nous ſouhaitterions auſſi bien qu'eux qu'ils fuſſent plus longs, parce qu'ils ſeroient encore plus remplis de bonnes choſes. Ainſi ſuivant l'opinion de ces Meſſieurs on peut dire de ces converſatiõs ce que l'on a dit des oraiſons de Ciceron, que la meilleure étoit la plus longue; & veritablement auſſi il faut avoüer qu'il n'y a jamais trop de ce qui eſt bon; mais il faut ſe contenter de ce que l'on a, quand on ne peut avoir davantage. Comme je ne me vante pas d'avoir recueilli tout ce qui a été dit dans l'Academie de Monſieur Bourdelot, c'eſt peut étre ce qui eſt cauſe que les converſations en paroiſſent courtes à ceux qui croyent qu'un entretien de deux ou trois heures étant décrit tiendroit beaucoup plus de place : Mais il faut prendre garde auſſi qu'il y a beaucoup de choſes dont je ne me ſuis pas chargé, parce qu'elles ne le meritoient pas tout à fait ; & que j'en ay peut étre oublié beaucoup d'autres qui le meritoient, ce qui eſt cauſe que mes entretiens n'õt pas l'étendue d'une conference d'une aprés diſnée toute entiere. Mais je vous prie à quoy bon cette cenſure, & pourquoy me faire le procez de ce que je n'ay pas dit. Il n'eſt pas queſtion icy des choſes que j'ay obmiſes. Il s'agit ſeulement de celles que je donne, & que je ne crois devoir étre meprisées.

Voila, lecteur, tout ce que j'avois à dire pour la deffence de ces entretiens contre ceux qui y ont trouvé quelque chose à redire; & dont peut-étre quelques uns ont fait comme Momus qui ne trouvant aucun deffaut à la beauté de Venus, dont on luy demandoit son jugement, dit qu'elle faisoit trop de bruit avec ses pantoufles.

J'oubliois à vous dire que l'on m'a encore repris d'avoir donné des noms de Roman a quelques uns des Academiciens. Il est vray que je ne me suis pas beaucoup mis en peine des noms que je donnois, parce que j'ay cru la chose de trop peu d'importance. Neanmoins puisque je vois que des personnes, méme de bon sens y ont trouvé à redire aussi bien que les autres, j'aime mieux avoüer ma faute & m'en corriger que de m'obstiner à la deffendre. J'avoüe encore que comme ces entretiens meritoient un plus grand genie que le mien pour les bien recueillir, ils meritoient aussi une plume plus eloquente que la mienne pour les bien exprimer. Je sçais que plusieurs autres y auroient mieux reussi que moy. Mais j'ay cet avantage par dessus tous ceux qui ont frequenté depuis ſi long temps l'Academie de Monſieur l'Abbé Bourdelot que je ſuis le ſeul à qui le déplaiſir de voir le public privé de tant & de ſi bonnes choſes ait mis la plume à la main pour les recueillir & les publier. Il eſt vray que mon peu de capacité n'a pas pu en cela ſeconder mon inclination, ni rapporter les choſes avec toute la force & toute la beauté qu'elles avoient, particulierement tout ce qui à été dit par Monſieur Bourdelot, qui donne à tout ce qu'il dit des graces qu'on ne peut imiter. Mais, Lecteur, tout ce que je puis dire à cela est que j'y ay fait mon possible, & que si mon livre n'est point bon, mon effort du moins est loüable, *in magnis voluisse sat est, laudanda voluntas.* Il seroit à souhaitter que l'on eut fidelement tout ce qui a été dit dans cette Academie. Ce seroit un ouvrage dont on recevroit de grandes instructions pour la Physique, pour les Mathematiques, pour la Chymie, & sur tout pour la Medecine, dont cette Academie est une veritable échole.

En effet, Lecteur, on peut dire que les plus grands Mysteres de cette science se découvrent en cette assemblée.

Tout ce que l'art de connoistre les maladies & celuy de les guerir ont de plus caché s'y developpe. L'Anatomie n'a rien de nouveau ni de curieux qu'elle n'y montre. On y rapporte souvent des observations tres-importantes & pour la connoissance & pour la guerison des maladies : & l'on les examine toûjours avec des raisonnemens si doctes & si profonds que je ne doute point qu'ils ne persuadassent qu'il y a une Medecine aux plus obstinez de ceux qui ne la croyent point. Sur tout il y a grande satisfaction à y voir fronder les abus qui se commettent ordinairement en cet art, & qui n'ont lieu que par la simplicité du vulguaire qui confie plus volontiers sa santé à des charlatans qu'à des personnes tres-doctes.

Quantæ putatis esse vos dementiæ,
Qui capita vestra non dubitatis credere,
Cui calceandos nemo commisit pedes.

J'aurois icy lieu, Lecteur, de me bien étendre si je voulois reciter tout le mal dont l'ignorance est cause en cette rencontre, tant de la part de ceux qui se mélent de guerir les maladies sans en connoistre l'art, que de la part de ceux qui les consultent plutost que les habiles du métier. N'est-ce pas en effet une étrange chose de voir que presque tout le monde, les Grands mémes & les sçavans qui doivent étre plus éclairez que les autres, se plaisent neanmoins & cherchent à étre trompez en confiant leurs vies à des ignorans qui ne peuvent donner aucune raison de ce qu'ils font; & cela parce que ces charlatans leurs font de grandes promesses. Vous ne voyez autre chose tous les jours. Mais je n'ay pas entrepris de le montrer en détail. Ce sera pour une autrefois, si quelqu'autre ne me previent. L'Histoire en sera curieuse, & méme tres-utile, pour desabuser le peuple de la croyance qu'il a qu'on puisse guerir les maladies sans beaucoup d'erudition & de jugement, avec beaucoup d'experience. Il suffit donc pour ce coup, Lecteur, de vous dire que ces matieres sont traittées de la belle sorte dans l'Academie de Monsieur Bourdelot, & que l'on y montre également bien les abus & les veritez de la Medecine aussi bien que de la Chymie.

Cependant pour revenir à mes entretiens je vous diray que les six premiers n'ayant pas été imprimez avec tout le ſoin que je ſouhaittois, cela m'a obligé de prendre un autre Libraire pour faire mieux imprimer ceux-cy. Ainſi je puis dire que je vous les donne dans un meilleur état. Ils ſont ſuivis d'un diſcours touchant les cordiaux, lequel a été leu & admiré dans l'Academie de Monſieur l'Abbé Bourdelot. L'Approbation d'une ſi docte Compagnie eſt ce me ſemble aſſez ſuffiſante de faire connoître le merite de cet ouvrage ſans que je ſois obligé d'en parler encore. Je diray ſeulement que vous y verrez des raiſons & des penſees dont on doit dire ce que Ciceron dit de celles d'un ouvrage qu'il vouloit beaucoup loüer *tam novæ quàm veræ ſunt*. Elles ſont auſſi nouvelles que veritables. C'eſt à dire, pour en faire l'application à ce petit traité, que ce que l'Auteur y dit eſt vray non ſeulement, mais auſſi qu'il n'a été dit par perſonne avant luy; Ainſi, Lecteur, la nouveauté, auſſi bien que la verité, vous doit donner beaucoup d'envie de lire cet ouvrage, puiſqu'il traitte ſi bien d'une matiere ſi importante.

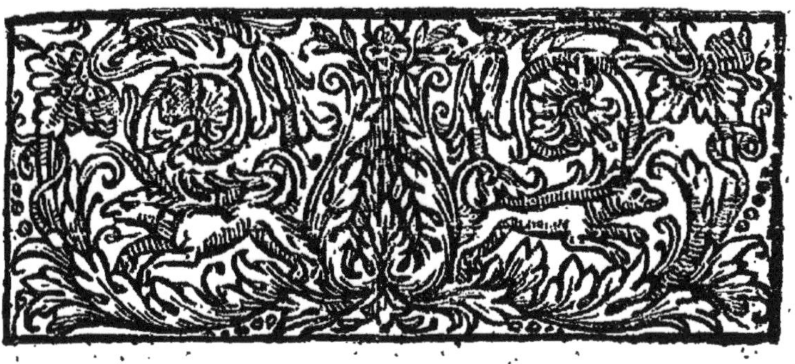

PREMIERE CONVERSATION.

Description de la maladie d'un atrabilaire, en l'esprit de qui l'humeur melancholique produisoit des effets extraordinaires, où il y a cela de remarquable, qu'en même temps que le malade est attaqué de ces symptomes, il le reconnoist, & y cherche du remede.

CETTE Conference fut ouverte par un discours que Periandre fit sur un mal extraordinaire, dont on luy avoit envoyé la relation qu'il avoit donnée à Eusebe, pour en faire le rapport à l'assemblée. Ensuite de cela il pria Eusebe de dire ce qu'il jugeoit de cette maladie. Vous avez eu raison de l'appeller extraordinaire, luy repartit Eusebe. Je ne crois pas que jamais mal ait esté accompagné de circonstances plus surprenantes. C'est un atrabilaire que toutes choses offensent. Il rougit & se fache quand on le regarde. Tout luy déplaist & le chagrine. En un mot il s'est fait de toutes choses des idées si facheuses, qu'en quelque lieu qu'il soit, tout ce qu'il voit, & tout ce qu'il entend luy est insupportable. La moindre action, ou le moindre discours le fait rougir en compagnie, & il en tire de facheuses consequences qui l'obligent à se retirer brusquement. Un jour estant à table avec quelques-uns de ses amis, qui railloient, il se mit dans la fantaisie qu'un valet le regardoit pour se moquer de luy ; ce qui luy fit concevoir une si forte aversion contre ce valet, qu'il ne l'a jamais pu voir depuis qu'avec horreur ; encore qu'il sçache tres-bien n'en avoir point de sujet. Il se persuade quelquefois estant à cheval ou à pied, que s'il passe par une telle ruë, il y pourra rencontrer des personnes, à la veuë desquelles il perdra toute contenance ; ce qui l'oblige à retourner sur ses pas Enfin rien n'est si capricieux, rien si bigearre & si foible que son esprit : mais il y a cette circonstance à remarquer, qu'en même temps que ses foiblesses le prennent, il les reconnoist & y cherche du remede : de sorte qu'on peut dire de luy, qu'il est fort & foible, sage & fou tout ensemble. Les débauches de vin, de tabac, de biere, & d'eau de vie l'ont mis en cet état. Il a gardé pendant trois ans une gonorrhée virulente & opiniâtre, qui a obligé les Medecins & les Chirurgiens à luy donner le flux de bouche: ce qui a tellement augmenté l'ardeur & la ſeichereſſe de ſes entrailles, qu'à toutes heures preſque, particulierement aprés le diſner, il ſent un feu qui luy monte au viſage, & qui luy agite ſi fort les eſprits, qu'il en paroiſt tout decontenancé, & en perd entierement la liberté d'agir. Ce qui provient, comme je crois, de ce que ces alimens tombant dans un eſtomac ſec & enflammé, y font par leur humidité le même effet que l'eau cauſe ſur la chaux vive; & même il ſe peut faire que la dijeſtion a produit dans ſon eſtomac une humeur qui tient de la nature de la chaux. Cela eſt cauſe auſſi qu'il ne ſe peut tenir aſſis aprés le diſné: de ſorte qu'il eſt contraint de ſe promener pour diſſiper les vapeurs qui l'agitent. Dont la raison, ce me semble, est qu'un exercice moderé porte ces vapeurs du centre à la circonference, & les dissipe aisément par les pores. J'ay eu autrefois un mal semblable, interrompit Oronte. J'estois presque toûjours obligé de marcher pour dissiper des vapeurs qui m'importunoient beaucoup, jusques-là que je ne pouvois seulement me tenir à genoux pendant la messe. Cependant, poursuivit-il, si le disner incommode tellement vostre malade, il me semble qu'il pourroit s'en abstenir, en se contentant d'un peu de fruit & d'eau au lieu de son disner. C'est ce qu'il fait aussi, & dont il se trouve tres-bien, repartit Eusebe. Il a aussi remarqué que son indisposition luy est plus insupportable le Printemps & l'Esté, parce qu'alors ses humeurs sont plus agitées. Il se sent aussi interieurement beaucoup échauffé en hyver, lorsque le temps est épais & couvert, & qu'il pleut ou qu'il neige : ce qui provient apparemment de ce que la transpiration ne se faisant pas, à cause de l'air ambient qui remplit les pores du corps par son humidité, & qui les resserre par sa froideur. Les vapeurs fuligineuses & acres sont repoussées dans les entrailles où elles se meuvent avec violence, & causent une chaleur extraordinaire. J'adjoûte que le temps humide relâche les parties, & leur oste la force en amolissant les fibres ; ce qui rend le malade pesant & paresseux. Mais lorsque le temps est beau en cette saison-là il s'y porte mieux, quoyque les pores soient aussi resserrez ; ce qui provient de ce que l'air qui est sec & astringent dans un beau jour d'hyver, empêche le mouvement des esprits, & rafraichissant le sang des arteres par la respiration, arrête les grandes ebullitions de la chaleur naturelle. Vous remarquerez aussi que quand le temps est chaud, la moindre pensée le fâche, & le fait rougir; de sorte que tout luy fait peur, tout l'inquiete, tout luy fait ombrage, jusques-là que comme un autre Mysantrope, il apprehende & fuit la rencontre de tout le monde: & s'il veut sortir, il faut qu'il boive auparavant deux ou trois grands verres d'eau pour se guerir de ces foiblesses, & se rendre l'esprit plus asseuré; parce que l'eau abbat ces fumées acres, & rafraîchit le sang pour un peu de temps. Le vin faisoit le même effet dans le commencement de son indisposition. Trois ou quatre verres de cette liqueur luy redonnoient alors sa bonne contenance, & mettoient son esprit dans une aſſiette qui l'empechoit de rougir. La raiſon de cela, ce me ſemble, eſt qu'à l'âge de dix-huit ans, qu'il avoit alors, il y avoit dans ſon temperamment une douce humidité, qui moderoit l'acrimonie des eſprits du vin; en ſorte que les douces vapeurs de cette humidité ſe portant à la teſte, calmoient ces eſprits trop acres, & occupant leurs paſſages, les empêchoient de ſe porter aux parties avec tant de violence: ainſi le malade ſe trouvoit plus tranquille; & cette quantité de vin qui auroit eſté capable d'aſſoupir une perſonne d'un temperamment moins ardent, ne faiſoit qu'appaiſer en luy la trop grande fureur de ſes eſprits, & leur donnoit un calme qui les faiſoit agir avec plus de regle. Et moy, interrompit Periandre, je crois qu'en ce temps-là le vin ſurmontoit aiſément l'humeur atrabilaire de ce malade, parce qu'elle estoit en petite quantité; ce qu'il ne peut faire maintenant, à cause de l'abondance de cette humeur. J'ay observé qu'un asthmatique, par periode, estoit attaqué de son astme, lorsqu'il avoit bû seulement une cuillerée de vinaigre : mais il s'en delivroit aussitost qu'il avoit bu un demy-septier de cette liqueur acide; ce qui nous fait bien voir que le plus & le moins sont d'une grande consideration dans la medecine, aussibien qu'en toute autre chose. Vous avez raison, Monsieur, luy repartit Eusebe. Le plus ou le moins d'humeurs atrabilaires peut causer divers effets sur un malade; & je suis de vostre sentiment en cette rencontre : mais ce que vous avez dit ne détruit point ce que j'ay avancé, puisque l'un & l'autre peuvent tous deux ensemble contribuër à l'effet dont il est question. Quoyqu'il en soit, pour revenir à nostre malade, je vous diray qu'il crache & qu'il mouche du sang, qui peut venir ou des veines de la teste, ou du poulmon; ce que toutefois on ne peut pas asseurer, si l'on n'a quelque signe particulier qui determine de quel lieu ce crachement procede : mais toûjours on peut croire qu'il provient de la trop grande acrimonie des humeurs qui irritent l'orifice des veines; & ce qui me le persuade est que ce crachement n'arrive qu'aprés que le malade a esté beaucoup tourmenté de son intemperie. Sa langue est toûjours chargée de bile, ce qui luy oste l'appetit, parce que cette humeur épaisse empêche le sentiment de la faim, & luy oste par sa mauvaise saveur le veritable goût des alimens; encore que la cause de la faim y soit, & qu'il ait besoin de manger, ce qui paroist par les frequentes inanitions dont il se plaint. Voilà, Messieurs, l'estat de la maladie. C'est à vous, particulierement à Periandre, à dire d'où elle peut provenir, & ce qu'il est besoin de faire pour en guerir le malade.

De la cause de ce mal ; diverses opinions sur ce sujet.

IL faut avoüer, dit alors Periandre, que ce mal est accompagné de symptomes bien étranges. Mais ce que j'y admire le plus, est cette pente que le malade a pour la moindre chose à rougir & à se defaire en compagnie. Il est ordinaire aux jeunes gens de rougir quand on leur parle, à cause de la peur qu'ils ont de manquer: mais cela n'arrive pas ordinairement aux personnes plus âgées, parce que le sang & les esprits n'y ſont pas ſi mobiles. Neanmoins cela peut arriver aux melancholiques & atrabilaires. Vous ſçavez qu'ils ont l'eſprit ſi ombrageux, que la moindre choſe les êtonne & les intimide; ce qui provient, comme je crois, de ce que la plus ſubtile partie de leur ſang brulé eſtant tres-mobile, elle leur agite beaucoup l'imagination, & les met dans une continuelle action, qui leur fait former differentes idées, ſelon les conditions & les diverſes circonſtances qui ſe rencontrent dans la vie. C'eſt un temperamment de cette nature, qui rend l'eſprit petillant & agité à noſtre malade, juſques à luy donner des inquietudes qui le forcent en compagnie à changer ſouvent de poſture, & luy oſte la contenance. C'eſt cette conſtitution, qui depuis 1664. l'a obligé de ſe faire de fâcheuſes idées de toutes choſes, en ſorte que par tout où il ſe trouve tout l'inquiete, tout l'effarouche, tout le demonte. Or je crois pourſuivit il, que ce defaut procede de ce que les humeurs ayant acquis par le temps un degré d'aduſtion plus grand qu'à l'ordinaire elles produiſent des vapeurs tres volatiles & tres acres qui ſe mêlant parmy les eſprits animaux leurs donnent un mouvement trop violent pour faire une imagination reglée. Ainſi cette puiſſance de l'ame eſtant remuée avec violence exprime des images avec confuſion : mais il faut conſiderer que de tant & de ſi diverſes choſes dont elle eſt toûjours remplie elle ſe repreſente les unes avec ordre, c'eſt à dire, lors que ſon mouvement ſe fait par la volonté ; & les autres ſans ordre, je veux dire quand ſon mouvement ſe fait malgré nous ; & c'eſt ce qui cauſe ces deux mouvemens contraires dans l'esprit de ce malade, lors qu'il* reconnoist qu'il est foible, & qu'il tache à se guerir de sa foiblesse dans le même temps qu'elle luy arrive. J'appellerois volontiers ces symptomes des convulsions de l'imagination, poursuivit Eusebe; puis que ce sont des mouvemens involontaires qui même causent dans le corps d'autres mouvemens de pareille nature. Et de fait, Messieurs, le malade dit que quand ces agitations le prennent à table il est forcé d'en sortir avec precipitation; & qu'alors il souffre des tourmens si cruels qu'il se poignarderoit volontiers si la reflexion ne l'arrestoit tout d'un coup. Il y a apparence, ajouta Periandre, qu'il est alors emporté par un petillement qu'il sent dans les cuisses & dans les jambes. Dittes tout ce qu'il vous plaira de ce malade, interrompit Polemon. Quand à moy, je crois que c'est un fou achevé à qui la cervelle est tout-à-fait demontée.

Si cet Atrabilaire doit passer pour fou. Ce que c'est que folie.

BIen loin d'estre de vostre sentiment, répondit Eusebe, je trouve que cet homme fait paroistre en cela beaucoup de sagesse. La folie à proprement parler n'est autre chose qu'une erreur de l'imagination & du jugement, lors que ces deux fonctions de l'ame sont tellement emportées par les objets qu'elles ne sont plus capables ny de les imaginer comme ils sont, ny d'en juger sainement, & c'est ce qui fait que celuy qui les imagine & qui en juge de la sorte se persuade que les choses sont telles qu'il les pense, sans qu'aucune raiſon luy puiſſe faire connoiſtre ſon erreur. Lorſque cela arrive ce vice appartient â l'ame auſſi bien qu'au corps. Mais quand l'imagination d'un homme, où ſi vous voulez quand les parties du cerveau où ſe forme l'imagination, ſont ſeulement agitées d'une maniere qu'encore qu'elle ſouffre violence elle ne ſuccombe pas; Je veux dire lors que l'ame s'apperçoit que ce qui ſe paſſe dans l'imagination ne répond pas à la verité de l'objet, cela ne ſe doit point appeller folie, puiſque l'ame juge des objets comme ils ſont, & ne s'arreſte pas à l'erreur des impreſſions alterées par la mechante qualité de l'humeur atrabilaire. Il me ſemble auſſi que l'on ne doit pas traitter de fou celuy qui s'imagine que deux perſonnes parlent de luy quand ils parlent bas enſemble, encore qu'il ſe trompe; pourvû qu'en

même

même temps il fasse reflexion qu'il ne doit pas se laisser emporter à cet ombrage. Que si absolument on veut qu'il soit fou, il faut croire aussi que tous nos premiers mouvemens sont des actions de folie, comme une peur qui nous arrive par surprise, & qui d'abord nous donne beaucoup d'émotion, sans qu'il y ait lieu de rien craindre. Peut-estre que quelqu'un rafinant sur cette matiere ne fera pas difficulté de franchir icy le pas, & de dire que tous les hommes sont fous, en prenant ces premiers mouvemens pour de veritables folies: Mais cela est trop general & trop physique; car quand on parle moralement ou vulgairement (ce que nous devons faire en cette rencontre) il me semble que l'on doit entendre de ces actions qui sont si extraordinaires qu'elles surprennent la plus saine partie des hommes;

de ces actions, dis-je, où il n'y a ny suite ny ordre, & qui cependant passent pour tres-raisonnables dans l'esprit de ceux que l'on appelle fous. Comme on ne doit pas traitter de foux ceux à qui les cataractes font voir en l'air des mouches, des filets & des toiles d'aragnée, parce qu'ils jugent bien que ces petits corps n'y sont point; non plus que ceux qui ont des tintemens d'oreille qu'il sçavent bien ne point venir de dehors; de même on ne doit pas accuser de folie les melancholiques à qui l'acrimonie des humeurs & l'agitation des esprits font faire des actions irregulieres; lorsqu'ils reconnoissent leur mal, qu'ils le combattent, & qu'ils y cherchent du remede. Bien loin de les croire fous je les crois sages, interrompit Oronte: Car enfin si le courage ne paroist jamais mieux que dans les perils &

dans les combats; Si les infortunes & les disgraces redoublent l'éclat de la vertu, il faut croire de même qu'un esprit n'est jamais plus fort que quand il resiste aux foiblesses qui l'attaquent de la part du corps, & que plus il reconnoist ses folies, & plus il est sage. Ainsi je crois avec Eusebe qu'il faut que ce malade ait l'ame bien forte pour resister aux puissans efforts que ses humeurs acres & brulées font sur les organes où elle exerce ses fonctions, & pour ne pas se laisser emporter aux violentes impressions qu'elles font sur les esprits; ce qui m'oblige à le comparer à un rocher qui demeure immobile au milieu des tempestes. Il y a donc bien de la difference entre cet hypocondriaque & les autres, dit Melliton. Il est vray, repartit Oronte: & toute cette difference, comme vous avez pû juger, consiste en ce que celuy-ci ſçait tres-bien qu'il fait mal en même temps qu'il le fait, & que les autres croient bien faire quand ils ne font rien qui vaille. Mais comment ſe peut-il faire que l'ame ſouffre en même temps deux mouvemens oppoſez, demanda Meliton. Comment peut elle recevoir l'impreſſion d'un mal & au même moment s'en guerir elle même par la reflexion. Comment peut elle penſer en un inſtant de deux façons tout-à-fait contraires, en faiſant mal, & en reconnoiſſant qu'elle fait mal. Puiſque ce mal eſt l'effet d'une fumée noire qui agit contre les eſprits en les obſcurciſſant, repartit Eudoxe : Puiſque les eſprits à leur tour agiſſent contre cette vapeur en s'efforçant de la diſſiper, il y a apparence qu'il ſe fait là une confuſion de lumiere & de tenebres qui cauſe deux actions contraires en l'ame, mais dont l'une étouffe l'autre par la force de son action. Ce n'est pas de quoy il s'agit icy, repartit Oronte. Il est seulement question de sçavoir pourquoy ces deux actions contraires s'exercent en même temps.

Si l'ame en même temps peut penser & faire deux choses contraires.

VOus vous trompez de croire qu'elles se fassent en même temps, luy répondit Eudoxe. Il y a là de la succession ; mais à la verité elle est si prompte que nostre esprit a peine à la discerner. Trouvez-vous de l'inconvenient à croire que l'ame puisse avoir diverses pensées à la fois, repliqua Periandre. Ne sçavez-vous pas bien que Cesar dictoit aux uns, parloit aux autres, & écrivoit encore en même temps. Ne sçavez vous pas aussi que quelquefois en resvant on songe qu'on resve. Il est bien vray que quand l'ame s'attache puissamment à un objet, elle ne se partage point, parce que tous les esprits y sont employez. Mais quand elle agit mollement, elle se divise, comme on voit en celuy qui mange avec apetit, qui regarde avec plaisir une belle peinture, & qui entend avec cela une agreable musique; car alors on peut dire que l'ame fait trois choses differentes en même temps. Je crois que nous avons tous un endroit ou l'imagination s'exerce, & un autre où le jugement se fait. La judiciaire reside aux plus profonds endroits de la teste, & l'imagination à l'entrée. Les enfans n'ont point de jugement, parce qu'ils n'ont encore que de la glaire au fond du cerveau, & que leur imagination est tres-prompte ayant le haut du cerveau fort tendre; c'eſt pourquoy ils ſont tres-ſuſceptibles de toutes ſortes d'impreſſions, particulierement de crainte. Nous voyons auſſi que ceux qui exercent beaucoup l'imaginative diminuënt fort la judiciaire, comme les Peintres & les Poëtes; parce que l'habitude qu'ils contractent de faire aller les eſprits vers le ſiege de l'imagination fait qu'il n'en va preſque point au fond de la teſte où le jugement ſe forme. Or il eſt probable que l'une de ces deux facultez (s'il m'eſt permis d'uſer de ce terme hors de l'Ecole) peut agir ſur l'autre en même temps qu'elle eſt frappée de ſon objet; & ſi cela eſt, comme je n'en doute point, quel inconvenient trouve-t'on que noſtre malade penſe à deux choſes contraires en même temps, lorſque ſon jugement corrige l'erreur de ſon imagination; ce qui provient apparemment de ce que les vapeurs acres qui agitent l'imagination ne penetrent pas jusques au siege du jugement. Ainsi cette puissance demeurant libre, agit contre les impressions de ces vapeurs, & y cherche du remede. Mais si l'ame est simple, interrompit Meliton, croyez-vous qu'elle se puisse ainsi diviser. Cela s'appelle raisonner comme on fait dans l'Echole, repartit Periandre. Ditte moy je vous prie, croyez-vous que l'ame agisse quand elle lit. Qui en doute, repliqua Meliton. L'ame peut donc faire deux choses en même temps, reprit Periandre, parce que quand mon Valet lit devant moy il songe toûjours à autre chose. Cette raillerie fit rire toute la compagnie, aprés quoy Eudoxe poursuivit de la sorte. J'ay peine à m'imaginer que l'ame se partage ainsi, parce qu'il faut qu'elle soit toute entiere

ou

où elle agit ſelon la croyance qu'on nous en donne. Je ſuis de voſtre ſentiment, dit Oronte. Je crois qu'on ne peut fortement penſer à deux objets en même temps ; & qu'il eſt de l'eſprit comme de l'œil qui voit confuſément pluſieurs choſes enſemble, mais qui n'en voit qu'une diſtinctement. En effet, continua Meliton, nous ne pouvons lire & connoiſtre tout d'un coup toutes les lettres d'une page. Ainſi je crois que quand on lit avec attention, on ne peut oüir un diſcours en même temps. Il y a toûjours de l'intervalle quelque petit qu'il ſoit; mais il y a cette difference à remarquer que cet intervalle paroiſt beaucoup moins aux grands eſprits qu'aux eſprits mediocres, parce que ceux là agiſſent avec beaucoup plus de promptitude, ce qui a fait croire mal à propos de quelques-uns qu'ils lisoient, écrivoient, & dictoient en même temps, comme l'histoire le rapporte de Jules Cesar. Quoy qu'il en soit je ne puis faire d'autre difference entre l'imagination, la memoire, & le jugement que du plus au moins. Ces actions (qu'on dit mal à propos être de l'ame, puisque dans la pure verité elles sont de l'homme tout entier, je veux dire de ce qui est composé de l'ame & du corps.) Ces actions dis je ne different que du plus ou du moins d'application aux choses que nous comprenons en diverses manieres ; & comme pour en juger sainement il est besoin d'organes bien disposez, il ne faut pas s'étonner si les enfans ne font pas bien toutes ces fonctions. Nous voyons aussi, poursuivit Oronte, que les melancholiques s'égarent aisément dans leurs imaginations, & ne peuvent deméler la confusion des especes, parce qu'ils ont les esprits embarassez d'humeurs qui ont des mouvemens inégaux. La même chose nous arrive dans les songes, où les esprits n'ayant pas leur cours libre pour aller du siege d'une faculté à l'autre, ne peuvent corriger les defauts des idées qui se promenent dans nos testes : & c'est ce qui fait voir clairement que les fonctions de nostre esprit ont besoin de la disposition des organes pour agir comme il faut. Que si l'ame agissoit seule, elle pourroit en dormant dissiper cette confusion aussi aisément qu'en veillant ; & il seroit de son choix de s'appliquer à une chose plutost qu'à une autre.

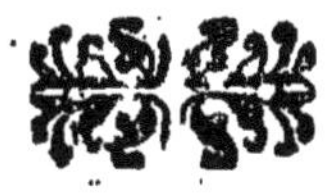

Si l'ame agit ſeule pour faire les fonctions de l'eſprit, ou ſi le corps agit avec elle.

CE n'eſt pas une conſequence, repartit Euſebe. Elle peut agir ſeule, & neanmoins dépendre des organes du corps pour agir; Je veux dire, que l'action de penſer eſt entierement de l'ame, mais que la determination de ſes penſées provient ſouvent du corps, qui par le mouvement de ſes eſprits la determine à penſer telle ou telle choſe. Cela eſtant on peut croire avec Periandre que la diverſité de ces trois fonctions qu'on appelle jugement, memoire, & imagination procede de la difference des lieux où les eſprits ſe portent, & determinent l'ame à penſer; ou bien de la diverſité des figures, & des mouvemens de ces mêmes esprits ; & peut-estre de tous les trois ensemble. On peut croire aussi avec vous que mieux un corps est organisé & mieux on pense : mais il n'est pas necessaire de croire pour cela que le corps contribuë à la pensée, si ce n'est par accident ; parce qu'il suffit de dire icy que les esprits estant en plus grande quantité, & se mouvant mieux dans un corps bien composé, cela donne occasion à l'ame de penser mieux & plus souvent. Vous dittes que si l'ame agissoit seule il seroit à son choix de s'appliquer à une chose plutost qu'à une autre : Mais je vous réponds qu'il n'est pas à son option de regler les mouvemens du corps qui la font penser telle ou telle chose, & qui dépendent de la constitution des parties aussi bien que des objets. Ainsi vous ne dittes rien qui prouve absolument que la pensée vienne de tout le composé, c'est à dire du corps & de l'ame ensemble agissans tous deux par le moyen des esprits & des organes. Le corps à la verité donne occasion à l'ame de penser en faisant par le mouvement de ses esprits qu'elle pense de telle maniere; mais il ne pense aucunnement avec elle; & les exemples que vous avez alleguez des enfans & des melancholiques ne font rien contre ce que je dis, puisque je puis vous répondre suivant mon principe que si les uns ne pensent point encore beaucoup, c'est seulement parce que le peu qu'ils ont d'esprits embarassez dans beaucoup de phlegme ne donnent pas lieu à l'ame par leurs mouvemens de former diverses pensées; & si les autres ne pensent presque jamais qu'avec confusion, & toujours à des choses facheuſes, c'eſt parce, comme vous avez tres-bien dit, que leurs eſprits n'étant pas purs ils donnent au corps de rudes mouvemens qui cauſent en l'ame des penſées deſagreables; ou pour mieux dire encore c'eſt parce que ces eſprits ſont mélez avec des matieres aigres & pointuës qu'ils emportent avec eux du fond des viſceres, particulierement de la ratte, & que ces matieres ainſi agitées & tranſportées au cerveau y cauſent des mouvemens qui le bleſſent, & qui par conſequent donnent lieu à l'ame de former des penſées triſtes & facheuſes. Vous croyez donc, luy dit alors Eudoxe, que des matieres de cette nature cauſent toutes ces foibleſſes & tous ces mouvemens extraordinaires dont l'eſprit de noſtre melancholique eſt agité. Je n'en doute nullement, luy répondit Euſebe. Ce ſont vapeurs noires qui par leur acrimonie incommodent l'ame en blessant le cerveau, à cause de l'étroite union qui est entre ces deux substances, & qui fait qu'elles dépendent l'une de l'autre pour leurs operations; les mouvemens du corps faisant naistre des pensées dans l'ame; & les pensées de l'ame produisant souvent les mouvemens du corps. Mais dittes-moy un peu, repartit Eudoxe, comment croyez-vous que ce melancolique puisse en même temps qu'il est offencé par ces vapeurs, s'en guerir par la reflexion, & former en un moment deux pensées contraires, encore qu'il n'y ait qu'un seul & même mouvement dans le corps, sçavoir celuy de cette matiere importune. C'est ce qui vous trompe, repliqua Periandre. Il y a là deux mouvemens dans le corps, ainsi que deux pensées dans l'ame. L'un de ces mouvemens vient des esprits qui peuvent en quelque partie du cerveau faire une impression naturelle qui donne lieu à l'ame de penser juste ; & l'autre procede de cette matiere acre & noire qui peut en quelqu'autre partie du cerveau faire une fascheuse impression qui determine l'ame à penser tristement. Et moy, poursuivit Eudoxe, je crois qu'il n'y a rien là autre chose à considerer qu'un combat qui se fait entre les esprits & cette matiere importune, où la victoire est remportée tantost par les esprits, tantost par la matiere, qui se rendent alternativement maîtresdu champ de bataille ; ce qui est cause que le malade est tantost sage, & tantost fou ; tantost dans la regle, & tantost hors de mesure. Et moy, ajouta Meliton, puisqu'il est permis de parler oratoirement sur des matieres de Physique, je crois que c'est un mélange, où pour mieux dire une succession de tenebres & de lumiere qui agissent l'un contre l'autre. Que quand les tenebres viennent la lumiere s'eclipse pour un temps, c'est à dire, jusques à ce que le periode de son decours estant achevé elle revient plus forte qu'auparavant, & dissipe les tenebres; ce qui se fait successivement dans l'esprit de ce malade comme le jour & la nuit dans le monde. Que ces tenebres proviennent d'une grande quantité de bouë renfermée dans les visceres de ce melancholique, laquelle bouë envoye au cerveau des vapeurs qui l'offusquent & l'obscurcissent: Et qu'au contraire la lumiere procede de ces petits corps ignées que l'on appelle esprits, qui de temps en temps s'amassent en assez grande quantité pour resoudre & dissiper les vapeurs de cette humeur noire. Vous ne dittes point encore assez ce me semble, repartit Oronte. Il faut dire, pourquoy cet hypocondriaque à l'imagination si forte & si funeste. Il y en a là deux causes, repartit promptement Periandre : Du moins c'est ma pensée. La premiere de ces causes est le defaut d'esprits ; & la seconde est une humeur noire comme de la limaille d'acier dont les parties aigues & trenchantes percent & incommodent beaucoup les membranes, & y font des impressions tres-facheuses. Le defaut d'esprits cause la tristesse, parce que ces petits corps ronds ont des figures & des mouvemens propres à produire en nous d'agreables sentimens & des pensées raisonnables. Or puisque les esprits nous causent de la joie par le mouvement d'une agreable impression, il faut croire suivant la loy des contraires, que ce qui cause la tristesse est d'une nature opposée à celle des esprits; & par consequent que c'est quelque substance aigue, noire, & immobile, les esprits estant mobiles, lumineux, & d'une figure ronde. En effet, poursuivit Eudoxe, il y a grande apparence que la tristesse est causée par une matiere de cette nature qui blesse par ses violens mouvemens, qui perce par ses figures pointuës, qui intimide par son obscurité. Sa vertu resserrante & stiptique forme les phantômes desagreables; & sa pesanteur & son immobilité font que le melancholique s'y arreste comme à quelque chose de réel & de veritable.

Tous les hommes sujets aux dereglé-glemens de l'humeur melancholique, n'y ayant difference que du plus au moins.

QUand on considere les contradictions qui nous arrivent tous les jours, dit Oronte, lorsque la partie inferieure se revolte contre la superieure, on ne s'étonnera pas tant qu'on le fait des effets extravagans de l'humeur melancolique, en ce qu'on peut dire que tous les hommes en sont travaillez, & qu'il n'y a difference que du plus au moins. Il est certain que tout le monde est sujet aux bizearreries & aux emportemens de cette humeur; mais il y a cette difference que les uns les sçavent mieux cacher que les autres : & s'il s'en trouve en qui ils ne paroissent point du tout, on peut dire que ce sont de bonnes testes en qui les reflexions dissipent ces ombrages, & empêchent leurs effets; mais on trouve peu de gens de cette sorte. Chacun à sa part de la folie; & nous en ressentons tous les jours des effets; mais nous les cachons & ne les voulons pas avoüer; parce qu'il y a en nous un principe qui les reconnoist & qui les condamne. En effet, Messieurs combien de caprices & d'irresolutions sentons nous à toute heure; combien d'alterations nostre ésprit souffre-t-il tous les jours de la part de nos propres humeurs aussi bien que des objets: Combien de maux endurons nous à cause de nos passions: Combien de changemens apportent elles en nos ames & en nos corps. Nous haïssons aujourd'huy ce que nous aymions hier, sans sçavoir pourquoy: Nous desaprouvons en un temps ce que nous avions approuvé dans l'autre, ce qui nous arrive ordinairement lorsque nous avançons sur l'âge; & c'est ce qui devroit bien diminuer de cette grande satisfaction que nous recevons de la bonne opinion que nous avons de nous-mêmes, de voir que plus nous vivons, & plus ce qui nous avoit contenté autrefois nous deplaist & nous choque. Dittes-moy Messieurs, voit-on autre chose de tous costez que des coleres qui s'emportent pour rien, & qui sur de faux soubçons fondez sur des bagatelles remuënt ciel & terre pour satisfaire à leurs emportemens. Que des superbes qui sacrifient tout à leur ambition; mais qui commettent tant de sottises pour cela que s'il y avoit bonne police on les mettroit aux petites Maisons; que des bizearres

& des capricieux qui non seulement incommodent les autres, mais aussi qui se persecutent eux-mêmes par leurs phantaisies: que des prevenus & des opiniastres qui jugent de tout mal à propos, & ne retournent jamais sur eux mêmes pour se corriger par la reflexion. Le monde ne contient autre chose. On ne voit par tout que caprice, que préocupation, qu'ambition, qu'inconstance & legereté, en un mot que folie: & ce qui est plus admirable est qu'assez souvent les plus Sçavans mêmes sont les plus fous, comme si la science estoit un chemin pour aller à la folie; ce qui peut-estre à fait dire à Montagne qu'entre la sagesse & la folie il n'y avoit qu'un tour de cheville. Ainsi l'on peut dire que la science ressemble au vin qui n'agit en nous que suivant les dispositions qu'il y rencontre:

& de fait parce qu'entre cent personnes qui étudient il n'y en a peut-estre pas six qui aient le cerveau bien disposé, nous voyons aussi tres-peu de gens profiter de leurs études. Au contraire il semble que le travail & la lecture ne servent à la pluspart de nos Sçavans qu'à les rendre plus vains, plus babillards & plus capricieux. S'il m'étoit permis de pousser plus loin cette verité j'en fournirois bien des preuves en peu de remps; mais il faut finir ma satyre, en disant que parmy les grands aussi-bien que parmy les petits, parmy les sçavans aussi bien que parmy les ignorans il y a peu de reflexion & de jugement, peu de sagesse & de vertu, peu de gens raisonnables, quoy qu'il y ait bien des raisonnans esclaves & martyrs de leurs opinions. Cependant ce sont là tous effets de l'humeur melancholique, dont le propre eſt d'imprimer de méchantes idées, & d'y arreſter les eſprits. Mais ce ſont tous effets communs & ordinaires. C'eſt ce qui arrive tous les jours à tous les hommes. L'opiniaſtreté, la prévention, l'erreur, les caprices, l'emportement, tout cela disje, eſt né avec nous, parce qu'il n'y a perſonne qui n'ait en ſoy plus ou moins de cette humeur acre & facheuſe qui cauſe ces dereglemens, où pour mieux dire qui eſt elle même le dereglement de noſtre nature.

Etranges effets de cette humeur.

MAis elle ne s'arreſte pas encore à ces effets. Elle pouſſe quelquefois plus loin ſes impreſſions & ſes mouvemens. Elle fait des maniaques qui ſe jettent par les fenêtres & qui se noyent. J'a y connu un Chevalier de Malte qui se donna plusieurs coups de poignard estant malade. Il n'y a personne icy qui ne sçache l'exemple de celuy qui se poignarda il y a quelques années aux pieds de sa Maistresse qu'il ne pouvoit fléchir. Voila des effets extraordinaires de cette humeur qui cause à l'esprit des transports & des fureurs où l'on n'est plus capable de raison. Mais il ne s'en faut pas tant étonner que de ce qu'elle produit dans l'esprit de ceux qui d'un sang froid s'étranglent ou se noient, encore qu'ils paroissent fort raisonnables. J'ay vû à Paris dissequer une femme qui s'étoit penduë. On luy trouva le foie & la ratte unis ; ce qui me fait conjecturer qu'elle ne s'étoit portée à cette extremité que parce que son esprit n'avoit pû resister au déreglement de ſon corps, d'où l'on peut encore inferer qu'il y a une grande liaiſon entre l'un & l'autre. Je n'aurois jamais fait ſi je voulois citer tout ce que je ſçais d'exemples qui peuvent témoigner l'empire que l'humeur melancholique a ſur nos eſprits. Celuy-là le reconnoiſſoit bien par ſa propre experience, qui avoit coutume tous les ans de dire en pleine aſſemblé, ha que j'étois fou l'an paſſé. Je croy que chacun en pourroit dire autant de ſoy-méme ſans ſe faire tort; & l'on le feroit peut-eſtre ſi l'on n'avoit encore cette foibleſſe que de ne vouloir pas paſſer pour foibles. Mais, Meſſieurs ſans aller chercher plus loin des exemples pour prouver le pouvoir que les méchantes humeurs ont ſur noſtre raiſon il ſuffit de celuy du malade qui a donné lieu à la conference. Il montre assez ce que cette humeur peut faire en nous, lorsqu'elle y abonde, & qu'elle y est agitée: & l'on peut croire avec cela que le plus ou le moins de cette humeur fait les differentes folies des hommes. Ce n'est pas assez, interrompit Valere qui s'ennuïoit peut-estre d'entendre parler si long temps Oronte. Cette humeur ne fait pas seule la folie. L'indisposition des organes y contribuë. Un vaisseau rompu ou bouché peut tellement changer le cours des esprits qu'ils n'iront pas où ils doivent aller pour juger sainement des especes, ce qui fait les fous stupides ; ou qu'au contraire ils iront en trop grande quantité où ils ne doivent pas aller, ce qui fait les fous emportez. Une mauvaise conformation de parties fait mal concevoir, & par consequent mal juger & mal raifanner. Ce que vous dittes est vray, repartit Oronte; mais il ne détruit pas ce que j'ay dit qui peut aussi estre veritable. Quoy qu'il en soit, il me semble qu'aprés avoir long-temps parlé du mal de nostre atrabilaire on dévroit aussi parler de ce qui luy peut apporter du remede.

Remede ordonné à cêt atrabilaire.

UN mal accompagné de tant d'accidens qui marquent une humeur fort acre & fort obstinée, dit Periandre, ne se peut guerir qu'avec le temps & que par l'observation d'un regime de vivre tres-exact. Le malade ne se doit servir que d'alimens capables de produire des sucs doux qui corrigent l'acrimonie des humeurs & la seicheresse des parties. Il doit rarement user de purgatifs, mais ſeulement de medicamens & de nourritures qui puiſſent doucement amollir le ventre; & en cas que l'on découvre quelques obſtructions ou à la ratte, ou au foie, ou en d'autres parties du bas ventre, on pourra ſe ſervir d'opiate pour deboucher & pour purger. Mais je ne me ſouviens pas qu'Euſebe ayant examiné à fond cette maladie il peut mieux qu'un autre nous dire ce qui eſt neceſſaire à ſa gueriſon. Ce que vous en avez dit comprend en general tout ce que l'on en peut dire, repartit Euſebe; & je ne feray qu'étendre un peu plus la matiere, raportant en détail ce qu'il eſt beſoin que le malade faſſe pour ſe guerir. Il faut qu'il évite les chaleurs exceſſives de l'air, & toutes les occaſions de chagrin, ſe divertiſſant le plus ſouvent qu'il pourra avec ceux qu'il croit eſtre ſes amis, desquels il ne puisse recevoir aucun ombrage. Le sommeil luy est tres-necessaire non seulement à cause du calme qu'il apporte aux humeurs, mais aussi parce que pendant le repos il s'amasse dans tout le corps, particulierement dans le cerveau, une douce rosée qui tempere l'acrimonie de l'humeur melancholique. Il ne doit aucunement se fatiguer ny du corps ny de l'esprit, de peur d'échauffer ses humeurs & d'irriter sa bile. Quand il sera constipé il prendra quelques lavemens ; & lorsque le temps des fruits sera venu il en mangera tous les matins en beuvant un ou deux verres d'eau par dessus. Ce seront fruits aqueux d'un suc doux & amolissant comme bigareaux, fraises, prunes de damas, poires de beurré & autres de cette nature. Il mangera peu de viandes à son disner, princi-

principalement dans les grandes chaleurs de l'Esté, au lieu de quoy il se contentera de quelques fruits avec un peu de pain ; & s'il ayme la salade il n'en mangera point qu'avant le repas (comme font les Italiens) afin que quand il mangera de la viande son estomach soit moins ardent, & que la coction se fasse mieux. Il ne doit user que de potages de volailles & de veau avec tres-peu de sel ; & le soir il peut manger de ces viandes rôties, comme aussi du chevreau pour ne pas s'ennuyer du boüilly. Il ne doit point boire de vin particulierement le Printemps & l'Esté. Il se fera saigner deux fois au renouveau ; & il prendra un lavement remollitif & rafraichissant le soir & la veille de la saignée qui se fera le matin, mettant deux ou trois jours entre les deux saignées qui seront de huit à neuf onces chacune. Il prendra tous les matins pendant l'hyver plein une écuelle d'eau de veau avec deux cuillerées d'un syrop laxatif composé de racines emollientes & aperitives, qui soient hepatiques & spleniques, avec lesquels on mettra pour purgatifs la rheubarbe & le senné que l'on aiguisera avec le syrop de fleurs de pescher; y ajoûtant les sels d'absynthe, de tamarix & autres. Que si son ventre ne se rendoit pas libre par l'observation de ce regime, il faudroit faire infuser à froid le poids d'un écu de senné, avec le poids de deux écus de sel polychreste, du soir au matin, dans deux ou trois pintes d'eau, aprés l'avoir legerement passé par un linge sans le presser, afin qu'il en boive à son ordinaire. Ou bien il prendra le poids de deux écus de casse avant que de prendre son boüillon, ou de manger ses fruits. Voilà, Monsieur, ce que je crois necessaire pour la guerison de cette maladie. Que si quelqu'un y a d'autres lumieres il peut en faire part. Il obligera non seulement le malade, mais aussi tous ceux de la compagnie qui s'en pourront servir, ou en l'ordonnant à ceux qui en auront besoin, ou en le pratiquant sur eux-mêmes s'ils tombent jamais dans une pareille maladie. On ne sçauroit mieux parler, répondit Periandre. Ce que vous avez dit est tres-juste; & le malade s'en trouvera bien s'il le pratique. Cependant comme cette maladie provient d'une grande quantité d'humeurs épaisses qui croupissent dans le creux des visceres, & qui de temps en temps sont emportées au cerveau par l'agitation des esprits, je trouverois que si les remedes doux ne pouvoient detacher ces humeurs obstinées, il seroit à propos de purger le malade avec de l'antimoine. L'hellebore luy seroit meilleur, dit Eudoxe. Oüy bien du noir, repliqua Meliton, puisque le blanc est trop violent. J'en ay pourtant donné jusques à une dragme dans une cuillerée d'esprit de vin à une jeune femme epileptique, dit alors un particulier. Comment la chose a-t'elle réüssi, luy demanda Periandre tout étonné d'une telle entreprise. Elle en vomit, répondit ce particulier; & jetta grande quantité d'humeurs differentes, puis elle guerit, & se porte bien maintenant. Cela est admirable, repartit Periandre; mais je ne sçais s'il est à imiter.

Si l'esprit de vin adoucit l'acrimonie des sels corrosifs, & si les corps sulphureux sont propres à émousser leur pointe. Si au contraire les acides corrigent les remedes où le souphre abonde. Diverses experiences sur ce sujet.

IL ne se faut pas étonner d'un tel succez, repliqua Lisimon. Sans doute que l'esprit de vin a corrigé la grande acrimonie de ce remede. Il est certain que cét esprit oste la vertu purgative des moindres medicamens, & diminuë celle des plus violens. Je l'ay éprouvé sur de la rheubarbe dont l'extrait & la teinture faite dans de l'esprit de vin purge tres-peu. Je doute fort de ce que vous dittes, repartit Valere; parce que j'ay experimenté que l'euphorbe trempé dans de l'esprit de vin ne perd rien de ſa vertu. Je l'ay encore éprouvé en d'autres mixtes ; ce qui ne manque jamais d'arriver, particulierement quand les corps ſont reſineux, pourveu que l'on faſſe adroittemont l'extrait en evaporant doucement l'eſprit de vin. On ſe ſert peu maintenant de l'hellebore blanc, interrompit Oronte, quoyque Condrochius ait fait tous ſes efforts pour le mettre en credit dans le traité qu'il en a composé : mais j'ay veu ſouvent employer du noir avec ſuccés, parce qu'on en faiſoit l'extrait avec de l'eſprit de vin ; d'où l'on doit inferer que cét eſprit adoucit l'acrimonie des ſels corroſifs, ainſi qu'il arrive au ſel de tartre qui en eſt abreuvé: & de fait les ſubſtãces ſulphureuſes qui ſont inflammables & onctueuſes ſont propres à émouſſer la pointe des ſels. Ainſi un verre d'huille, un boüillon gras, le beurre, & le lait adoucissent la violence de la colique & empêchent les poisons les plus corrosifs d'agir sur l'estomac & sur les intestins. Mais comme l'esprit de vin corrige les remedes où le sel domine, je crois que les acidens corrigent ceux où le souphre abonde. Nous voyons que l'esprit acide du souphre diminuë la force de la scammonée. Plusieurs se servent du vinaigre distillé pour faire leur laudanum, qui par ce moyen est moins narcotique & stupefactif; Et même quelques uns m'ont asseuré que le crocus metallorum infusé dans le vinaigre ne communique point sa faculté purgative au vinaigre, & ne fait plus vomir; mais l'experience que j'en ay faite n'a pas toûjours répondu à l'attente. Une personne de ma connoissance sujete à la colique, poursuivit Eudoxe, se purgeoit neanmoins sans tranchée, parce qu'il arrosoit ses drogues avec de l'esprit de vin, d'où j'infere que cét esprit corrige les medicamens où le sel domine.

Pourquoy l'esprit de vin diminuë la vertu des purgatifs. Experiences curieuses sur ce sujet.

IE voudrois bien sçavoir, demanda Meliton, pourquoy l'esprit de vin oste & diminuë ainsi la vertu des purgatifs. C'est peut-estre parce qu'il dissout les sels en quoy consiste leur faculté, répondit Oronte, & qu'avec cela il emporte avec soy leur souphre. L'esprit de vin ne resout point les sels, repartit Eusebe; parce qu'il est presque tout de feu; & qu'il a trop peu de phlégme pour les dissoudre. Je ne suis pas de vostre sentiment, dit Periandre. Je crois au contraire que l'esprit de vin accompagné de son phlegme n'est que trop capable de dissoudre les sels, sur tout quand il est mêlé avec quelque autre liqueur. Je l'avoüe repartit Eusebe. Mais l'esprit de vin tres-pur ne dissout point du tout les sels. Il n'y a point d'esprit si pur que je n'en tire du phlegme, repliqua Periandre. Pour preuve de cela si l'on met le feu à de l'esprit de vin dans une tasse qui soit dans de l'eau froide, pour pur qu'il puisse estre, il y demeurera toûjours du phlegme : & même si l'on met de la poudre à canon avec de l'esprit de vin dans une tasse, & que cette tasse nage dans l'eau fraiche, tout l'esprit de vin se consommera sans que la poudre prenne feu, parce qu'elle est abreuvée du phlegme : Mais si la tasse, où est la poudre avec l'esprit de vin, n'est point dans l'eau, la poudre à canon s'enflammera aussitost que l'esprit de vin sera consommé, parce qu'alors la tasse échauffée consomme le peu de phlegme qui estoit dans l'esprit de vin bien rectifié. Ce sont des experiences qui ont esté faites à Chantilly devant Monseigneur le Prince. On m'a dit encore que les confitures se corrompent quand on met aussi dans l'eau les pots où elles sont contenuës, incontinent aprés qu'elles sont faites.

Pourquoy un plat d'étain où il y a de l'eau dedans ne font point sur le feu.

NOus devons donc nous étonner, poursuivit Valere, de ce que certains corps s'alterent par l'eau, & que d'autres au contraire se conservent par son moyen contre l'agent le plus violent du monde, qui est le feu: dequoy nous avons un exemple sensible dans le plat d'étain qui ne fond point sur le feu lors qu'il y a de l'eau quoyque boüillante ; ce qui provient ce me semble, de ce que les parties de l'eau mises en mouvement par le feu entrent dans l'étain, le lient, & le serrent si bien qu'ils empêchent que les corps ignées ne le penetrent & ne le fondent. Il me semble, repartit Oronte, que quand le feu met l'eau en mouvement il ne fait que l'élever en haut, de sorte qu'elle ne peut pas descendre pour se méler à l'étain. Ce n'est pas une consequence, repartit Periandre, parce qu'en même temps que le feu eleve & dissipe les plus subtiles parties de l'eau, les plus pesantes peuvent retomber & entrer dans les pores de l'étain échauffé, où elles se mélent aux parties de ce métail, & les tiennent liées de telle maniere que le feu ne les peut dissoudre. Et il en est en cela comme de l'image d'un homme qu'un autre homme apperçoit derriere une vitre, encore que celuy dont l'espece procede ne laisse pas aussi de voir son image de l'autre costé de la vitre; ce qui se fait, ce me semble, parce qu'une partie des raions passe au travers de la vitre, & va former cette image dans l'œil de celuy qui la voit; au lieu que l'autre partie de ces raions rencontrant le corps de la vitre & ne le pouvant penetrer est contrainte de resléchir vers l'œil de celuy d'où elle procede, & dans qui elle figure sa propre image. La méme chose presque arrive à l'eau boüillante dans un plat d'étain, parce que si le feu en dissipe quelques parties, les plus grossieres luy resistent & retombent dans les ouvertures du plat où elle est contenuë. Comme Periandre achevoit ce discours un Valet de pied luy donna une lettre qui l'obligea de se lever, & de prendre congé de la Compagnie.

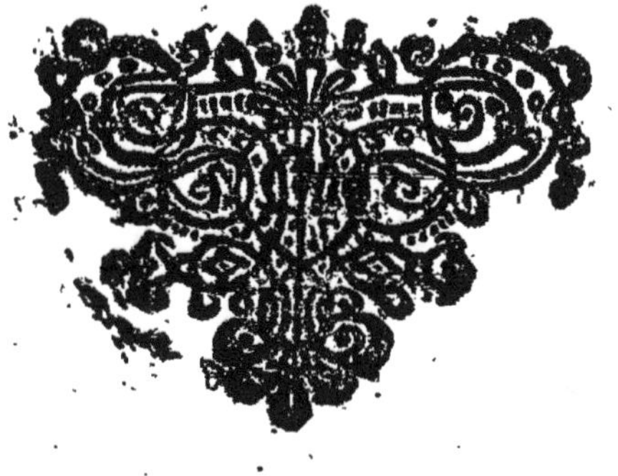

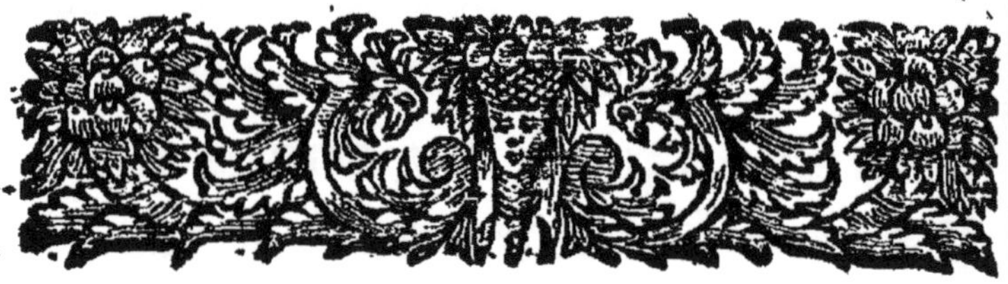

DEUXIE'ME CONVERSATION.

Pourquoy le dessous du chaudron brûle lors que l'eau commence à s'échauffer? Pourquoy il ne brule point lorsque l'eau bout à gros boüillons? Et pourquoy enfin il brûle comme au commencement, lorsque l'eau retirée de dessus le feu reprend sa premiere tiedeur. Diverses raisons.

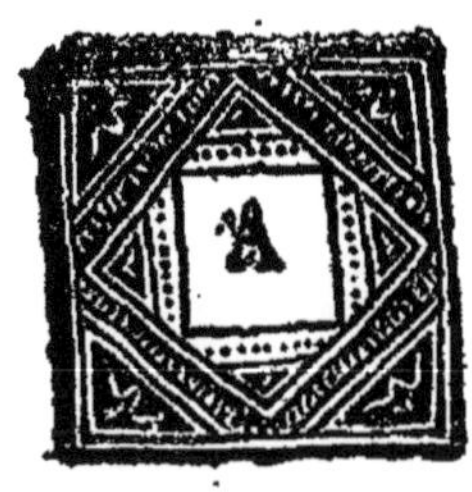

PRE's que l'on eut ordonné des remedes à quelques malades qui avoient consulté l'Academie, Periandre ouvrit ainsi la Conference. Mesſieurs, dit-il, nous achevâmes la derniere fois par l'experience du plat d'étain qui ne fond point sur le feu, lors qu'il y a de l'eau. Cette experience m'a fait reſſouvenir d'une choſe, dont je voudrois bien qu'un chacun me dit ſon ſentiment. Elle eſt curieuſe; & même elle a du raport avec l'autre; ce qui peut-eſtre eſt cauſe que je m'en ſuis ſouvenu. Quoy qu'il en ſoit je voudrois ſçavoir pourquoy le deſſous d'un chaudron, qui eſt deſſus le feu, eſt temperé lors que l'eau qui eſt contenuë dans ce chaudron bout avec violence; & pourquoy au contraire ce deſſous eſt tres-chaud quand l'eau ne l'eſt preſque point; ſoit dans le commencement où le feu ne l'a pas encore aſſez penetrée, ſoit long temps aprés que l'on a retiré le chaudron de deſſus le feu, où l'eau a preſque perdu toute sa chaleur. Il y a trois circonstances à considerer dans ce fait, dit alors Eusebe, à qui Periandre s'adressa le premier pour en dire son opinion. La premiere est que le dessous du chaudron brûle, lorsque l'eau commence seulement à s'échauffer : La seconde qu'il ne brûle point, lorsque l'eau bout à gros boüillons; & la troisiême qu'il brûle comme au commencement, lors que l'eau retirée de dessus le feu reprend sa premiere tiedeur. Il me semble que pour rendre raison de ces trois phenomenes il faut premierement convenir de ce qui fait le sentiment de chaleur, qui vraysemblablement n'est autre chose que l'impression d'une matiere dont toutes les parties se meuvent avec vitesse autour de leur centre, laquelle impression se fait sur une partie capable de sentir; de sorte que

que ſelon que ce mouvement eſt plus ou moins violent, il fait auſſi plus ou moins de ſentiment ce que l'on appelle brûler ou ſimplement échauffer, qui ſont deux ſentimens qui ne different que du plus au moins. Cela poſé voicy ma penſée touchant le probléme dont il eſt queſtion. Lors qu'un chaudron commence à s'échauffer, & que l'eau qui eſt dedans ce chaudron ne fait encore que de petites bouteilles au fonds, qui ſont comme autant de petits grains d'argent, la matiere ignée, qui monte par un mouvement droit, & de qui avec cela toutes les parties ont un mouvement circulaire, cette matiere, dis-je, s'engage dans les pores du fonds du chaudron; & parce qu'elle ne ſçauroit paſſer au travers qu'avec beaucoup de peine, à cauſe de la froideur de l'eau qui en reſſerre les pores, elle eſt contrainte d'y ſéjourner; & c'eſt la raiſon pour laquelle elle fait alors ſur la main une impreſſion tres-violente. Il faut auſſi conſiderer que le mouvement droit de cette matiere ne pouvant eſtre continué au travers des pores du chaudron, parce qu'ils ne ſont pas encore aſſez ouverts pour luy donner paſſage, il ſe change en circulaire, & augmente beaucoup celuy que cette matiere a déja emprunté du feu d'où elle eſt ſortie. Mais il n'en eſt pas de même lors que l'eau bout à gros boüillons; parce qu'alors la matiere ignée paſſant promptement au travers des pores du chaudron, que la continuelle action du feu a ſuffiſamment ouverts, elle reprend ſon mouvement droit, & n'a plus de mouvement circulaire, que ce quelle en a de ſa nature, lorſqu'elle eſt libre ; & dans cét eſtat elle n'a pas le loiſir de faire une ſi forte impreſſion, qui comme vous ſçavez doit durer quelque temps pour faire ſur la main un ſentiment de brulure, c'eſt pourquoy le fonds du chaudron n'eſt plus ſi chaud. Quand à la troiſiéme circonſtance qui eſt que la chaleur du fonds du chaudron augmente beaucoup, lorſque l'eau a ceſſé de boüillir, en ſorte que l'on n'y peut plus ſouffrir la main, il me ſemble que c'eſt parce que les pores du chaudron ſe remettent dans le même eſtat, où ils eſtoient au commencement, & où ne permettant plus le paſſage à la matiere ignée, cette matiere demeure plus longtemps au fonds, & par conſequent a tout le loiſir de faire une violente impreſſion ſur la main, comme elle faiſoit lorſque le feu n'avoit pas encore aſſez ouvert les pores. Voila, Messieurs, ce que je crois du fait dont il s'agit. C'est aux autres à dire mieux, ce qui ne leur sera pas difficile. Ce que vous avez dit est tres-raisonnable & tres-bien imaginé, repartit Oronte. Cependant il ne me satisfait point encore, non plus que ce que j'en ay lû, ny même que ce que j'en pense. Car si le fonds du chaudron n'est temperé, lorsque l'eau bout bien fort, que parce que l'eau échauffée laisse passer la matiere ignée, cela devroit encore plutost arriver quand il n'y a que de l'air dans le chaudron; & cependant nous voyons que le contraire arrive. Il faut donc que cette temperature provienne de l'eau même; car bien que le feu rarefie le cuivre & le fer, & qu'il s'y fasse des passages en dilatant leurs pores, nous voyons neanmoins que s'il n'y a de l'eau dessus ils conçoivent une chaleur tres-violente. Il n'eſt pas difficile de concevoir que l'eau, quoique bouillante, empêche l'ignition du métail par la même raiſon qu'elle éteint le feu dans le charbon : mais de voir un corps qui conſerve ſa temperature entre un feu violent & de l'eau tres-chaude, dont chacun en particulier luy doit imprimer beaucoup d'ardeur, c'eſt ce qui eſt fort difficile à comprendre, & ce qui me fait ſouvenir de cette femme dont parle Auſone, laquelle donna double poiſon à ſon mary pour le faire mourir plûtoſt, & cependant il n'en receut point de mal : *Nam dum fata volunt, bina venena juvant.* Neanmoins pour vous en dire mon ſentiment je crois que cela ne peut venir que de l'eau qui n'a point de chaleur au fond du chaudron. Vous ſçavez que l'eau dans ſa conſtitution ordinaire n'a point de chaleur, & que pour l'échauffer il faut qu'il luy arrive des corpuſcules ignées qui s'exhalant du feu ſe mêlent à l'eau en aſſez grande quantité pour faire l'impreſſion de chaleur. Il faut donc conſiderer dans l'eau chaude deux ſortes de ſubſtances, dont l'une luy eſt propre, & l'autre étrangere ; & elle n'eſt chaude que par participation de cette ſubſtance qui luy eſt ſurvenuë ; comme elle n'eſt ſalée que par le melange & la diſſolution du ſel. Ces corps ignées, qui ſont pouſſez avec violence, agitent l'eau, & entrainent avec eux une grande quantité de ſes parties, qui s'élevent, & qui boüillonnent en s'élevant; & dont même quelques unes s'évaporent en l'air, & ſe diſſipent par cette ebulition. Il faut conſiderer qu'à proportion qu'il s'éléve des parties il en retombe d'autres, autrement il se feroit une effusion de toute l'eau qui s'épancheroit par dessus les bords du vase, comme il arrive au lait, au miel & à l'eau de moluë. Les parties de de l'eau qui montent sont balotées & poussées jusques au haut par les parties du feu qui les accompagnent. Les parties de l'eau qui descendent sont destituées de cette force étrangere qui les avoit fait monter. Or les parties de l'eau qui sont poussées & agitées par les parties du feu, sont chaudes : celles qui en sont privées n'ont point de chaleur ; car, comme nous avons dit, l'eau n'est chaude que par le mélange d'un corps étranger : d'où, j'infere que le bas du chaudron n'est temperé que parce que l'eau du fond est refroidie par les parties qui descendent, sans se mêler avec celles qui montent ; tandis qu'en haut toutes les parties de l'eau ſont fort agitées par les parties du feu qui ſe ſont mêlées avec elles, & qui ſe dardant au dehors pouſſent en l'air des gouttelettes d'eau qui s'y rafraichiſſent; enſuite dequoy ces gouttelettes retombent à la façon des globules, & viennent faire leur impreſſion de fraicheur au fonds du chaudron; laquelle eſt entretenuë par la perpetuelle deſcente de ces petites gouttes que l'air a rafraichies. Mais il n'en eſt pas de même au commencement où les parties du feu ſe font ſentir violemment au bas du chaudron, parce qu'elles y ſont arreſtées : & ſi l'on ſent encore la même violence quelque temps aprés que l'eau a ceſſé de boüillir, c'eſt parce qu'une grande partie des corpuſcules ignées retombe avec les parties de l'eau, n'y ayant plus rien qui les éleve & qui les ſoûtienne. Voila, Meſſieurs, ce ce que je pense de la question. Je pense aussi la même chose des deux premieres circonstances, continua Maxime : mais pour ce qui est de la troisiéme, je vous avouë que j'ay peine à m'y determiner. Je ne doute point que quand l'eau commence à fremir le dessous du chaudron ne brule, que parce que les corpuscules du feu ne s'estant point fait encore assez de passage pour s'exhaler, ils sont ramassez & resserez au fond, d'où vient que leur action y est tres-violente : mais quand à force de se mouvoir & de venir en foule ces globules ignées fendent l'eau, la poussent violemment en haut, & s'y font de larges ouvertures, alors, *qua data porta ruunt*, ils sortent par ces issuës, & comme des corps fort mobiles & fort subtils, ils se suivent & s'exhalent facilement par là; ce qui fait que le fond du chaudron en demeure presque destitué, & devient tiede. Mais de croire que quand la violence de sa premiere chaleur retourne aprés que l'eau a perdu la sienne, ce soit parce que les corpuscules ignées, qui estoient au haut de l'eau, tombent au fond du chaudron avec des parties de l'eau, je vous avouë franchement que je ne le puis ; & veritablement aussi il faut que vous confessiez vous-même qu'il est bien difficile de s'imaginer qu'un corps subtil, comme est celuy du feu qui prend le dessus de toutes choses, & qui dans le mouvement general des corps s'exhale aisément par les pores des mixtes où il se trouve, qu'un corps dis-je de cette nature si subtil & si leger, puisse neanmoins descendre comme un corps grossier, tel qu'est l'eau, & revienne encore au dessous de ce corps grossier se méler au cuivre pour luy donner de la chaleur. De dire aussi qu'il est simplement mélé avec l'eau dans le fond du chaudron, c'est ce que je ne puis non plus, parce qu'on a autant de sujet de dire que les plus grossieres parties de l'eau, qui sont tombées, doivent temperer cette ardeur, que de dire que le feu tombé ne laisse pas nonobstant l'eau de se faire sentir avec violence, comme il faisoit au commencement; & par consequent s'il est vray que la chose arrive comme on le dit, il faut croire que le feu descend encore plus bas que l'eau pour faire son impression dans le cuivre; ce qui pourtant n'est pas vray-semblable, & m'oblige à douter de cette conjecture. Il me semble neanmoins que la chose n'est pas hors d'apparence, repliqua Menandre. Et de fait quand l'eau n'est plus sur le feu, l'air qui l'environne la refroidit, & bouche les pores par où le feu s'exhaloit; en sorte que le feu qui reste dans l'eau, ne trouvant plus de passage pour sortir, doit necessairement aller au fond; parce que les parties de l'eau, qui tachent à se réunir, le pressent, foulent dessus, & le contraignent de tomber par une espece de precipitation. Je voudrois expliquer ce fait d'une autre façon, repartit Metrodore, afin de faire mieux connoistre la raison pour laquelle les corpuscules ignées tombent au fond du chaudron, & s'y font ressentir avec autant de violence que la premiere fois. Ainsi je trouve qu'on dévroit dire que le mouvemẽt d'impulsion des corps ignées est la seule cause de ces phenomenes: Car si d'abord on sent beaucoup de chaleur aux parties inferieures de l'eau & du chaudron ce ne peut-estre, ce me ſemble, que parce que dans ce commencement les corpuſcules du feu ne peuvent encore aller plus loin, à cauſe de la reſiſtance qu'ils trouvent de la part du chaudron & de l'eau; ſi bien qu'ils ſont contraints de ſéjourner quelque temps au fond, où eſtant en tres-grande quantité ils font ſur la main une violéte impreſſion: mais lorſque par le mouvement d'autres corpuſcules ſurvenans qui les pouſſent par derriere, ils viennent à s'élever & à ouvrir l'eau; lorſque ces derniers corps de feu ſont encore pouſſez par d'autres qui les ſuivent, & ainſi du reſte, ils ſe font pluſieurs jours dans l'eau depuis le bas juſques au haut, par où ſe pouſſant violemment les uns les autres, ils paſſent tout droit, & n'arreſtent point au fond, ce qui le rend tiede; juſques à ce que l'eau eſtant derechef refroidie par l'air, les corpuſcules du feu retenus dedans cette eau tombent par leur propre poids, parce qu'ils ne ſont plus pouſſez par d'autres corpuſcules, le chaudron n'eſtant plus ſur le feu. Ainſi je trouve qu'il faut de neceſſité admettre icy le mouvement d'impulſion comme une cauſe laquelle venant à ceſſer les corpuſcules meus & pouſſez en haut doivent neceſſairement deſcendre par la loy des mechaniques. Vos ſentimens ſont ſemblables & reviennent preſque tous à la même choſe, continua Periandre. Il eſt vray qu'Oronte à cela de particulier qu'il croit que quand l'eau bout bien fort, la temperature du fond du chaudron ne provient pas tant de ce que le feu s'étant fait jour au travers de l'eau il quitte le fond, & s'élve en haut, que de ce que l'eau en tombant tempere le bas du chaudron. C'eſt ce que je crois aussi, Messieurs, & ce qui paroist fort vray-semblable. Mais il y a cela de plus à considerer dans la troisiéme circonstance de ce fait, où presque tous ces Messieurs ont dit que la grande chaleur ne revient au fond du chaudron, quand l'eau est refroidie, que parce que le feu, qui y reste, est contraint de descendre ; c'est que les parties de l'eau estant confonduës par l'agitation, en sorte que les plus grossieres vont en haut contre leur nature, cette eau venant à se rasseoir, quand elle n'est plus sur le feu, ses parties grossieres tombent, & peuvent en tombant entrainer les parties du feu qui leurs sont attachées, & que le resserrement de la superficie de l'eau par la froideur de l'air empêche de s'évaporer. Voila ce que je crois devoir estre ajoûté à ce que l'on a dit, poursuivit-il. Comme je suis dans vos sentimens je ne puis plus rien dire sur ce sujet sans tomber dans la repetition; & puis à vous dire la verité je ne crois pas qu'on y puisse rien dire davantage; du moins c'est ma pensée.

Que le boüillonnement de l'eau n'est point seulement produit par le feu. Experiences sur ce sujet.

JE ne pretends pas aussi adjoûter rien aux raisons que vous avez tous apportées pour expliquer ce fait, répondit Cleante. Vous l'avez assez bien éclairci : mais je m'étonne de ce que vous attribuez seulement au feu le boüillonnement de l'eau; je veux dire de ce que vous voulez que l'eau ne boüille que parce que le feu agite immediatement ses parties, puisque j'ay des experiences qui prouvent qu'il y en a une autre cauſe. Vous nous obligerez beaucoup de nous la découvrir, luy repliqua Periandre. La choſe eſt curieuſe & digne d'eſtre ſceuë. Oüi, Meſſieurs, reprit Cleante, le boüillonnement de l'eau n'eſt point ſimplement produit par le feu, je veux dire par la ſeule agitation que le feu cauſe aux parties de l'eau. Il provient de ce que le feu donnant le branle au chaudron & le chaudron à l'eau, l'air en eſt exprimé par ce moyen; de ſorte qu'en ſe diſſipant par haut il eſt cauſe que l'eau s'éleve en boüillons pour le ſuivre. J'ay fait ce matin une experience qui confirme ce que je viens d'avancer. J'ay mis de l'eſprit de vin dans un verre que j'ay couvert d'un autre verre; & je les ay ſi bien lutez que rien ne pouvoit s'en exhaler. Aprés cela j'ay tiré tout l'air du verre ſuperieur par un petit trou fait exprés; ensuite dequoy j'ay veu mon esprit de vin boüillir de luy-même. J'ay fait la même experience avec de l'eau ; d'où j'infere qu'elle ne bout que parce que l'air qu'elle contient estant exprimé elle est forcée de le suivre par la même agitation, & par consequent de s'élever. Il ne faut pas s'étonner si un corps attiré en attire un autre aprés soy, repartit Menandre. Mais ceci n'a point de lieu dans le fait dont il s'agit. Il est certain que l'eau ne devient chaude que parce que le feu la penetre & se mêle avec elle : ainsi il faut croire que c'est luy qui la fait boüillir & non pas l'air. Cependant, interrompit Periandre, Monsieur Boile en ses Experiences rapporte que l'esprit de vin s'éleve & boüillonne aussitost que l'on oste l'air de dessus ; & il ajoûte que cette ebulition cesse aussitost que l'air y entre. Je n'en doute point repliqua Menandre. Cela peut arriver pour des raisons qui ne me sont pas connuës ; Mais on peut répondre qu'il y a bien de la difference entre de l'esprit de vin & de l'eau. L'esprit de vin est plein de corps ignées que l'on agite lors qu'on oste l'air qui est dessus cet esprit, & c'est apparemment ce qui le fait ainsi boüillir. Mais il n'en est pas de même de l'eau. Elle n'a point de corpuscules ignées qui puissent la mouvoir, quand on retire l'air qu'elle contient. Elle en a si elle est chaude, repartit promptement Oronte ; & ainsi, selon vous, la même chose luy doit arriver icy qu'à l'esprit de vin ; & c'est aussi ce que je crois. Vous pouvez croire ce qu'il vous plaira, répondit Menandre. Je crois aussi que tout peut-estre. Neanmoins je vous avoüe franchement que j'ay peine à m'imaginer que le feu, qui eſt un corps fort mobile & fort mouvant, ne faſſe pas boüillir l'eau quand il la penetre dans toutes ſes parties. Monſieur n'a pas dit abſolument que le feu ne la faiſoit pas boüillir, repliqua Periandre. Il a dit ſeulement que ce n'étoit pas la ſeule cauſe de ſon ebullition, qu'il impute en partie à l'air attiré de deſſus l'eau, & en partie au feu qui eſt dans l'eau; car je crois que cela ne peut arriver qu'à de l'eau chaude. Je n'ay rien à dire ſi la choſe eſt ainſi, répondit Menandre. Et moy j'ay tout à dire interrompit bruſquement Pancrace. Tout ce que vous avez dit & rien c'eſt tout un avec tous vos corpuſcules & vos experiences; & qui que ce ſoit de vous n'a ſeulement approché de la verité, bien loin de la trouver. Vous nous obligerez beaucoup de nous la faire connoiſtre, luy répondit Oronte; parce que nous en ſommes grandement amoureux. Ainſi vous pouvez dire ce que vous penſez de la queſtion qui a eſté agitée. Voicy ce qu'il en faut croire, repartit Pancrace? Dittes-moy je vous prie l'eau n'eſt elle pas froide, l'orſqu'on la met deſſus le feu. Sans doute, répondit Oronte? Le feu n'eſt-il pas chaud, reprit Pancrace. Je n'en doute nullement, repartit Oronte; & j'aime mieux le croire que de l'éprouver de trop prés. Or ſus donc, pourſuivit Pancrace, eſt-il poſſible que vous ne voyez pas que cette grande chaleur qu'on ſent d'abord au fond du chaudron procede de l'antiperiſtaſe ou autrement du combat de ces deux qualitez contraires le froid & le chaud, dont la premiere redouble la violence de l'autre, ſuivant la maxime de l'Echole qui dit tres-veridiquement que les contraires augmentent auprés de leurs contraires: *contraria contrariis magis elucescunt.* Ainsi lors que le feu sent l'eau son ennemie capitale il se ramasse & redouble tellement ses forces que rien n'est capable de luy resister. Ainsi le blanc ne paroit jamais mieux blanc que quand il est auprés du noir. Un Nain ne le paroit jamais mieux que quand il est contre un Geant: Et pour marque de cela c'est que quand le froid a esté vaincu & chassé de l'eau par le feu cesse, & l'on ne sent presque plus sa chaleur au fond du chaudron, parce que la vertu de cét élement se relâche par la defaite de son ennemi: il dissipe ses forces dont il n'a plus besoin pour se deffendre; & comme un Vainqueur triomphant dans un païs de conqueste il met les armes bas, & n'a plus que de la douceur pour ceux qu'il a soûmis. Mais parce qu'il a soûmis. Mais parce que son ennemi réprend courage, & qu'aprés avoir ramassé ses forces, il luy vient encore livrer bataille, alors le feu bat le tambour, & rassemble ses trouppes ; ensuitte de quoy il se met en campagne, & redoublant plus que jamais sa vigueur, il fait voir par sa grande activité qu'il est impossible de le vaincre ; & c'est pour cela qu'on luy voit tant de violence aprés le retour du froid dans l'eau. Certes dit Oronte, je ne croyois pas que Pancrace sceut si bien se servir de l'allegorie. Cette figure luy est fort familiere à ce que je vois : & il est encore meilleur Orateur que Philosophe. Je crois pourtant avoir dit la verité, répondit Pancrace. Nous n'en doutons pas, repartit Periandre ; & nous vous en remercions. Ainsi puisqu'il n'y a plus rien à dire aprés ce que vous avez dit, vous nous permettrez, s'il vous plaist, de passer à d'autres choses.

Observation où l'on a remarqué qu'en souflant dans le canal thorachique les veines lumbaires s'enfloient ; ce qui donne lieu d'examiner s'il y a pour les serositez de la premiere coction un passage immediat aux reins & à la vessie sans passer par la masse du sang avec le chyle.

JE crois, Messieurs, ajoûta-t'il, qu'il n'y a personne icy qui n'ait oüy parler de cette experience que l'on a faite depuis peu à l'Academie Royale. On y a remarqué sur le corps d'une femme que l'on dissequoit, qu'en soufflant dans le canal thorachique les veines lumbaires s'enfloient, d'où je conclus que vray-semblablement il y a là un passage aux reins & à la vessie. C'est une chose assez difficile

cile à sçavoir, poursuivit Eusebe, s'il y a pour les serositez de la premiere coction un passage immediat aux reins & à la vessie, sans passer par les veines & par les arteres avec tout le chyle. J'en suis presque persuadé par les promptes distributions qui se font du vin blanc & de beaucoup d'autres liqueurs, repartit Periandre. Et moy, dit Oronte, j'en suis encore plus persuadé par l'observation qui a esté faite sur une homme de ma connoissance, dans la vessie duquel on trouva aprés sa mort une balle de plomb qu'il avoit avalée, qui vrai-semblablement n'avoit point passé par les veines ny par les arteres; ce qui me fait juger qu'il y a là quelque passage inconnu.

Observation d'un Particulier qui a remarqué à Bourbon, à Pougues, & à Forges que ceux qui beuvoient des eaux minerales les rendoient claires avant le repas, qu'une demie heure aprés elles estoient troubles, rouges, ou jaunes, & que cinq heures ensuite elles revenoient claires.

Diverses raisons de ce changement.

LA prompte distribution des eaux minerales ne me le persuade pas moins, ajoûta Metrodore; & même je vous diray en passant que j'ay remarqué à Forges, à Pougues, & à Bourbon que ceux qui en beuvoient les rendoient claires avant le repas; qu'une demie heure aprés le repas elles estoient troubles, jaunes ou rouges; & que cinq heures ensuite elles revenoient claires comme au commencement. Si vous vouliez dire ce que vous pensez de ce chãgement, vous obligeriez beaucoup la Compagnie, luy dit Periandre. Volontiers, Monsieur, repartit Metrodore : mais chacun en dira son sentiment aussi bien que moy. Il est juste, repliqua Periandre : mais vous devez commencer. Je crois, repliqua-t'il, que les secondes eaux ne sont jaunes ou rouges que parce qu'elles proviennent des veines & des arteres, dont quelques serositez se déchargent dans les reins & dans la vessie pendant le temps de la digestion, où le pilore est fermé, & où le mouvement perestalcique des intestins cesse. Ainsi il y a apparence qu'il n'y a que les premieres & les dernieres eaux qui soient minerales ; & que les secondes proviennent du sang, dont elles tirent la teinture ; si l'on ne veut qu'elles prennent cette teinture de quelque autre humeur mélée avec le ſang. Quoy qu'il en ſoit, lorſque le pilore eſt fermé, & que le mouvement des inteſtins ceſſe pendant le temps de la digeſtion, les eaux minerales alors ne peuvent paſſer, & ſont contraintes de demeurer dans les inteſtins; ce qui me fait conjecturer que celles qui viennent une demie heure aprés le repas, proviennent des veines & des arteres, qui comme j'ay dit, ſe déchargent de quelques ſeroſitez pendant ce temps-là, leſquelles ſeroſitez prennent la couleur des humeurs avec leſquelles elles ſont mélées. Cela eſt bien, luy dit Periandre ; mais dittes-nous un peu pourquoy les dernieres eaux que l'on rend aprés les rouges & les jaunes, ſont claires comme les premieres que l'on rend avant le repas ? Pourquoy ne prennent elles pas la teinture des alimens avec lesquels elles sont mélées pendant un si long-temps. Il faut que ces dernieres eaux soient long temps conservées dans la vessie, luy repartit Metrodore. Voila tout ce que je vous en puis dire. Pour moy je crois, continua Menandre, que les eaux minerales laissent dans l'estomac leur sel ou vitriol, qui se mêlant au breuvage ordinaire fait une teinture jaune ou rouge, selon la nature de la matiere avec laquelle il se méle; ce qui est cause que les secondes eaux sont ainsi colorées. Il n'y a pas d'apparence que les eaux minerales laissent ainsi leur sel dans l'estomac, luy dit Periandre; puisque c'est ce qui les fait penetrer par tout où elles passent. D'ailleurs vous aurez assez de peine à dire pourquoy les dernieres eaux ne sont pas colorées aussi.

bien que les ſecondes. Vous avez raiſon, luy repliqua Menandre : & tout ce que je vous puis dire eſt que peuteſtre elles ſont reſervées en quelque endroit pendant le temps de la digeſtion. Il y a là deux ſortes d'urines, pourſuivit Euſebe. L'une eſt des eaux minerales, & l'autre des alimens. Celle des alimens eſt la ſeconde, je veux dire celle qui eſt colorée ; & l'autre eſt celle des eaux minerales. Or la raiſon pour laquelle ces eaux ne prennent point de teinture parmy les alimens eſt parce qu'elles ont des ſels qui ne ſe peuvent diſſoudre par leur moyen ; & c'eſt ce qui fait, ce me ſemble, que les dernieres eaux conſervent leur tranſparence pendant un ſi long-temps ; premierement parce que c'eſt un reſte d'eaux minerales que rien n'a pu alterer ; Secondement parce que les eaux minerales eſtant acides elles mortifient la bile, d'où provient la teinture de l'urine; Car comme vous sçavez que la matiere de la bile est toute de sel alcali, ce sel est dompté par l'acidité de ces eaux; & par consequent il n'a pas assez de force pour leur donner sa teinture Mais pourquoy est-ce qu'elles sont cinq heures sans passer, luy demanda Oronte; & en quel lieu du corps sont elles pendant ce temps-là. Il y a apparence que les eaux minerales passent par d'autres lieux que par la masse du sang, interrompit Periandre. Elles passent vraysemblablement ou par des pores ou par des vaisseaux que l'on ne connoist point encore; & elles y passent dautant plus aisément avant la digestion qu'elles sont penetrantes & incisives par le moyen de leurs sels. Mais elles ne peuvent s'y glisser pendant la digestion; parce que tous les vaisseaux, qui y servent, estant pleins & tendus, ceux par où les eaux minerales passent se compriment & se ferment jusques à ce que la digestion soit faite; ensuite dequoy ils se rouvrent. Ainsi les eaux minerales n'estant pas toutes écoulées, quand on disne, le reste demeure arresté dans les vaisseaux comprimez, jusques à ce que les alimens du disné estant digerez, ces vaisseaux, comme j'ay dit, se rouvrent pour leur donner issuë; & ils se rouvrent, parce que ceux de la digestion se relâchent & se referment. Voila ma pensée Messieurs. Elle est tres-raisonnable luy répondit Eusebe; & l'on peut dire que vous avez le mieux pensé de tous en cette rencontre. Il est fort vray-semblable qu'il y a dans le corps des tuyaux par où les alimens passent, lesquels tuyaux s'élargissent dans le temps de la distribution;

bution ; & qu'il y en a d'autres aussi par où les eaux se portent tres-promptement à la vessie.

Diverses Experiences.

J'Ay remarqué que les eaux minerales ne prennent point de teinture avec la noix de galles, aprés qu'elles ont esté renduës, interrompit Cleante. C'est peut estre, répondit Periandre, parce que ces eaux laissent leur vitriol en passant par ces tuyaux fort étroits; comme les eaux de la mer laissent leur sel en passant par des canaux soûterains, ou elles s'infiltrent dans la terre & vont faire aprés des fontaines d'eau douce. Nous voyons aussi, dit Oronte, que le vin clairet devient blanc lorsqu'il est coulé par le sable qui en retient la teinture. C'est sans doute par la même raiſon que le vin perd de ſa teinture auſſi toſt qu'il eſt dans la bouche, ajoûta Euſebe. Il eſt certain que les ſels du vin deſcendent, interrompit Periandre : & c'eſt ce qui cauſe quelquefois de grandes ardeurs d'urine.

Plusieurs obſervations qui prouvent qu'il y a des vaiſſeaux inconnus par le moyen deſquels il ſe fait de promptes diſtributions en nos corps, tirées du laict & de l'urine.

CEpendant, continua-t'il, pour confirmer qu'il y a dans le corps des vaiſſeaux inconnus, par le moyen deſquels il ſe fait de promptes diſtributions ; il n'y a qui que ce ſoit qui n'avouë que non ſeulement les eaux ſe diſtribuënt ainſi, mais auſſi toute autre liqueur. Vous ſçavez, Meſſieurs, avec quelle promptitude le vin ſe diſtribuë par toutes les parties du corps d'un homme fatigué, à qui tout d'un coup il repare les forces, & redonne la vigueur. J'ay connu des malades dans qui les ſucs des alimens ſe portoient tout d'un coup à l'endroit de leur mal, particulierement ceux des boiſſons. Mais peut on en voir un plus bel exemple que la diſtribution ſoudaine de la matiere qui fait le laict dans les nourrices. Elle eſt ſi prompte que quelques-uns, comme Martian, ont cru qu'elle ſe faiſoit par tranſpiration. Nous voyons auſſi que rien n'eſt produit plus promptement que le laict. Une vache en moins de rien en refait autant qu'on luy en oſte : Et pour vous confirmer la promptitude de cette diſtribution par quelques experiences, je vous diray que j'ay vû une femme qui rendoit les boüillons par ses mammelles, incontinent aprés qu'elle les avoit pris. Et moy, interrompit Menandre, j'en connois une aussi qui rendit un jour par la même partie de la casse qu'elle venoit de prendre. Vous n'estes pas le seul qui avez fait cette observation, ajoûta Metrodore. Je connois aussi une femme qui ne donne que de l'eau par ses mammelles si elle fait teter son enfant incontinent aprés qu'elle en a beu; & je vous diray outre cela que j'ay vû une levrette qui nourrissoit bien plus ses petits de son chyle qu'elle vomissoit, que du laict de ses mammelles; ce qui me fait conjecturer que la matiere du laict peut estre le chyle; contre l'opinion commune qui veut que ce soit le sang. Nous lisons aussi dans Gassendi que le laict des brebis de Provence sent le thym aussi-tost qu'elles en ont mangé. Il suffit de ces exemples, interrompit Oronte, par le moien desquels vous voulez prouver que les distributions se font promptement dans les corps; & que la pluspart de ces distributions se font par des vaisseaux que nous ne connoissons pas. Cependant je trouve qu'il est à propos de ne pas legerement établir des conduits où l'on n'en voit point. On en peut soubçonner: mais en attendant une découverte qui a échappé jusques icy à la diligence des plus experts, il s'en faut tenir aux passages communs, & faire comme Varron qui croit que les artetes peuvent fournir pour le laict de la matiere chyleuse qui n'a pas encore eu toute la perfection du sang. Nous ne disons pas absolument qu'il y ait pour toutes ces promptes distributions d'autres conduits que ceux qui sont connus, repartit Periandre. Nous disons seulement qu'il est vrai-semblable qu'il y en a. Et de fait les longs détours que les matieres sont obligées de prendre par les vaisseaux connus ne s'accordent guere avec la promptitude extrême avec laquelle ces matieres se distribuënt. On auroit toûjours cru que le chyle va droit au foye par les veines meseraiques ; si la diligence & les soins de feu Monsieur Pequet n'avoient fait connoître qu'il va droit au cœur par le canal thorachique. Sans moy les vaisseaux lymphatiques n'auroient peut-estre jamais esté connus, non plus que les vaisseaux salivaires sans Monsieur Stenon. Virsungus a découvert l'usage du canal qui est dans le Pancreas : &

Monsieur Graf a tres-bien montré le cours & les effets de l'humeur qui est portée par ce vaisseau dans la ratte & dans le mesontere. Ainsi Messieurs puisque depuis peu de temps, on a trouvé pour le chyle, pour l'humeur lymphatique, pour la salive, & pour le suc du pancreas, des conduits qui jusques ici avoient esté inconnus, il y a apparence que l'on en peut aussi découvrir pour le laict & pour l'urine ; puis qu'aussi bien nous sommes presque convaincus par les promptes distributions des matieres qui sortent par les voies de l'urine & du laict qu'elles ne peuvent prendre tant de détours comme on leur en fait faire. Je dis bien plus, ajoûta-t'il, je tiens que la moitié des maladies sont chyleuses; & je feray voir un jour que les distributions de la nourriture, des remedes, & des humeurs morbifiques sont mal connuës.

D'une étrange maladie qui donne lieu de parler de l'hydropisie & des tumeurs.

COmme Periandre vit qu'on ne luy repliquoit point, & que toute la Compagnie témoignoit estre par là de son sentiment, il leur fit le recit d'une maladie fort étrange. Il y a trois ans, dit-il, que Madame la Marquise de........... sortant d'un carosse dont la portiere estoit étroitte, son pied s'arresta, de sorte qu'elle tomba sur le genoüil, & fit en tombant un grand effort dont elle receut une rude secousse à l'uterus, laquelle luy a laissé une pesanteur extraordinaire. Vous remarquerez, poursuivit-il, que depuis six semaines elle n'avoit point eu ses ordinaires, ce qui fit croire qu'elle estoit grosse : mais ce qui la confirma dans cette croiance, ce fut qu'effectivement elle grossit, que son ventre s'étendit, & qu'elle sentit toutes les marques qui arrivent ordinairement aux femmes grosses. Neanmoins elle a esté trois ans sans accoucher, & toûjours dans cette opinion de grossesse; ce qui a donné lieu de croire qu'elle estoit hydropique. En effet quand on luy presse l'abdomen on entend flotter les eaux qui y sont renfermées : mais parce que le ventre est horriblement tendu on croit qu'il y a du *tympanités* mêlé à l'hydropisie *ascites*. Cependant toutes ses fonctions se font admirablement bien. Elle mange & boit comme un autre. Ses selles & ses urines sont bien conditionnées. Elle marche & dort fort bien. Enfin tout se fait bien en elle. Il n'y a que cette grosseur extraordinaire qui l'incommode & qui l'inquiete ; & c'est surquoy aussi je voudrois sçavoir vos sentimens. Il est bien difficile de trouver la cause de cette maladie, repartit Eusebe : & il y a plus à deviner qu'à raisonner. Neanmoins je ne laisseray pas de dire ce que j'en pense, & même de vous le donner comme une conjecture assez vray-semblable. Le grand poids que cette Marquise a senti vers l'uterus en tombant, & qu'elle sent toûjours depuis, me fait imaginer qu'elle a dans le corps une mole, pour la nourriture de laquelle le sang menstrual estant arresté ce sang est tombé tant par son propre poids que par l'effort que cette Dame a fait en tombant ; de sorte qu'étant en trop grande quantité il a remonté vers le haut, s'y est pourri, & a par son phlegme formé l'hydropisie ascites qui est augmentée par les flatuositez que la ratte y envoye. Il est vrai que cette femme est rateleuse, interrompit Periandre. Elle est fort melancholique; & souvent aussi elle a usé de remedes pour se delivrer des incommoditez que cause cette humeur chagrine & importune. Je suis du sentiment d'Eusebe, dit alors Menandre. Vraysemblablement il y a une mole dans le corps de cette femme, & il a fallu necessairement que le sang menstrual se soit arrêté pour la nourriture de cette mole. Or quand cette Dame est tombée de son carrosse, une partie de ce sang s'est extravasée & s'est amassée dans le ventre, où elle cause l'enfleure dont la malade est incommodée: Mais je ne crois pas qu'il y ait là du *tympanites*. Mon sentiment ne s'accorde pas aux vôtres, repartit Cleante. Ny le mien non plus, poursuivit Periandre. Je crois plutost que quand cette Marquise est tombée la violence de sa cheute a fait rompre un des vaisseaux nommez ureterés, ce qui fait que la matiere de l'urine tombe par ce costé là dans la capacité du ventre, & y cause l'enfleure. Mais elle urine bien à ce qu'on dit, interrompit Eusebe. Elle peut bien uriner par l'autre uretere, repliqua Periandre. Il me semble, dit alors Oronte, que c'étoit mal fait de dire à cette Dame qu'elle avoit un vaisseau rompu : car outre que peut-estre la chose n'est pas veritable, c'estoit aussi la desesperer. Vous estes un peu prompt, luy repartit Periandre. Nous ne vous avons point dit qu'on eut dit à cette Marquise qu'elle avoit un vaisseau rompu ; & puis ce n'est pas dequoy il est question icy. Il s'agit seulement de trouver la cause de son hydropisie : & ma croyance est qu'elle procede de ce qu'un des ureteres ayant esté rompu par le grand effort que cette Dame fit en tombant, une partie des eaux qu'elle dévroit rendre par les urines demeure & forme cette hydropisie qui travaille la malade.

Cause particuliere de l'hydropisie. Observation qui la confirme.

IL est probable que l'hydropisie provient souvent de toute autre chose que de ce qu'on dit dans l'Echole. J'ay vû plusieurs hydropiques dont les visceres estoient beaux & sains. Ainsi je crois que l'hydropisie peut quelquefois provenir de l'obstruction d'un vaisseau lymphatique, où l'humeur n'ayant pas la liberté de son cours, elle est contrainte de remonter, ce qui fait gonfler les parties où elle regorge. Ce que vous dittes est veritable poursuivit Cleante : & j'en ay vû l'experience dans Madame la Marquise de...... Cette Dame devint grosse & hydropique tout ensemble dans une ville de Normandie où j'étois il y a quelques années. Toutes les fonctions se faisoient admirablement bien en sa personne. Elle accoucha aussi fort heureusement; & neanmoins elle resta hydropique. La continuation de ce mal fut cause que l'on me consulta : & je la purgay selon la methode ordinaire : mais cela n'y servit de rien; ce qui m'obligea, ne m'en fiant pas à moy seul, d'en consulter avec les plus anciens Medecins de la ville qui ne s'y trouverent pas moins empêchez que moy. Cependant la malade mourut. Je l'ouvris ; & je remarquay qu'il n'y avoit rien dans l'abdomen n'y dans les visceres qui estoient fort sains : Mais j'y trouvay entre le peritoine & les muscles de l'abdomen une si grande quantité d'humeurs blanchâtres & gluantes que j'en fus tout étonné. Elles estoient si épaisses qu'on avoit peine à les tirer ; & l'on les auroit bien coupées avec un couteau. Ainsi je crois que quelque vaisseau lymphatique ayant esté rompu, il en avoit coulé des serosités entre ces parties là, où ces serosités ayant croupi elles s'étoient épaissi es de la sorte, ne plus ne moins que la serosité du sang s'épaissit comme un blanc d'oeuf lorsqu'elle est tant soit peu échauffée dans un plat. Je crois qu'aprés cét exemple on ne peut douter de la verité de ce que Periandre a avancé.

Diverses observations sur les reflux & crachemens de sang. D'où ils proviennent.

JE dis bien plus, continua Periandre. Je crois que comme l'humeur des vaisseaux lymphatiques s'épaissit, lorsqu'elle est extravasée. Le sang de même peut s'épaissir & se durcir quand il est extravasé, sans que pour cela il se pourrisse ; & il arrive aussi que bien souvent il s'extravase par le moyen de quelque obstruction qui l'oblige à refluer abondamment, & à sortir par un autre costé. J'ay vû une femme dans la ratte de qui une humeur gluante, épaisse & noire comme de la poix faisoit en se glissant dans ses veines

veines que son sang ne pouvant circuler refluoit en haut, & luy sortoit par la bouche. Et moy, dit Menandre en l'interrompant, j'ay connu un homme qui crachoit aussi du sang par une semblable cause. Il avoit le ventre extraordinairement gros : mais parce que cette grosseur ne paroissoit que du costé droit je crus qu'elle étoit causée par une humeur contenuë dans le foye; & neanmoins quand je l'eus purgé il jetta par les voies ordinaires grande quantité d'humeurs noires & épaisses ; ce qui fit cesser son crachement de sang, & le desenfla : d'où je conjecture que son sang ne remontoit & ne sortoit par la bouche que parce que ces humeurs avoient interrompu son cours. Toutes les fois qu'on touche l'artere celiaque à Madame la Duchesse de .....

ajouta Periandre ; & que par ce moien on empéche la distribution du sang dans le mesentere, elle le rend par la bouche ; ce qui est tres-remarquable. J'ay aussi connu un homme de qualité qui estoit sujet à un crachement de sang dont je le gueris par la saignée : mais parce qu'il avoit oublié de se faire saigner, comme je luy avois prescrit, il fut repris de son crachement de sang ; ce qui arriva au bout du mois qu'il avoit esté gueri : d'où je conjecture que peut estre la Lune influë à ce mal comme aux ordinaires des femmes ; & de fait le même inconvenient le reprit au bout du second mois, parce qu'il ne se fit pas encore saigner : mais il n'y tomba pas le troisiéme, parce qu'il se fit saigner quelques jours auparavant que cêt accident luy deût arriver, qui estoit environ le temps de la pleine Lune. Vous remarquerez aussi que ce crachement de sang fut precedé d'un grand mal de costé, & d'un mouvement de cœur tres-sensible ; ensuite duquel le malade s'endormit, & puis aprés s'estre éveillé il cracha du sang caillé qui vray-semblablement venoit de la ratte plutost que du poulmon, parce qu'il n'étoit point écumeux ; & ce qui me confirme en cette opinion est que le sang qu'on luy tira par la saignée estoit aussi épais & aussi noir que de la poix fonduë : d'où je conclus que quand le sang bout & se fermente dans la region de la ratte, il fait un effort contre les vaisseaux ; il les ouvre ; & il en sort ensuite avec violence Ainsi pour bien guerir ceux qui sont travaillez de ce mal il leur faut faire écouler ce sang par les veines hemorraidales.

Si l'esprit de vin arreste les hemorragies.

JE sçais que depuis peu Monsieur le Marquis de........ a été gueri d'un grand crachement de sang en beuvant de l'esprit de vin ; ce qui est fort remarquable ; mais il est plus à observer qu'à imiter. Je crois neanmoins que l'esprit de vin fixe & arreste, interrõpit Cleante. Ainsi je ne m'étonne pas s'il a arresté le sang de ce Marquis. L'esprit de vin ne fixe point, repartit Periandre. C'est un abus que de le croire ; & c'est parler contre tout ce qu'il y a d'apparences sensibles qui nous prouvent le contraire. Il faut croire plutost que ce crachement de sang n'a cessé que parce que l'esprit de vin a debouché quelque vaisseau de qui l'obstruction causoit un reflux de sang en haut, si bien que cette obstruction n'étant plus, le sang a repris son cours ordinaire. Je sçais qu'un R. P. Jesuite fort celebre s'est gueri d'une hemorragie par l'usage de l'esprit de vin. Je sçais que cette liqueur a produit le même effet en plusieurs autres rencontres : mais tous ces exemples ne détruisent point ce que j'ay dit. Ils ont leurs causes particulieres que nous pourrons examiner dans une autre conference; puisqu'aussi bien nous n'avons pas assez de temps pour cela. Ainsi je trouve qu'il vaut mieux poursuivre la matiere de l'hydropisie.

Plusieurs autres observations.

PUisqu'elle nous a mis en train de citer des faits, poursuivit Oronte, Je vous diray qu'un homme de ma connoissance aiant eu long-temps une tumeur prodigieuse du costé de la ratte, on trouva aprés sa mort que c'étoit son foie qui étoit demesurement enflé, pesoit dix-sept livres & demie, & contenoit grande quantité de cette matiere épaisse & noire comme de la poix fonduë, à laquelle on a attribué ces obstructions qui font les reflux & les crachemens de sang. Ce fait est fort singulier, repliqua Periandre; & il montre bien que le plus souvent nos conjectures sont mal fondées en matiere de maladie. Je connois un homme qui a la ratte extraordinairement enflée, ajoûta Polidor; & quand on le presse en quelque partie du corps, il jette grande quantité de vens par la bouche & par bas. J'en connois un aussi qui en jette beaucoup quand la jambe luy enfle, continua Periandre; ce qui luy arrive fort souvent. Une femme de ma connoissance, dit Metrodore, a depuis peu rendu par le fondement plus de vingt boules faites comme des œufs de perdrix: Elle avoit avant que de les jetter esté purgée d'une grande quantité de matiere épaisse & noire. Je ne m'en étonne pas repartit Periandre. Je connois aussi une femme qui depuis peu a rendu par l'uterus plusieurs vessies faites comme celles de carpes, lesquelles vessies l'enfloient beaucoup, & faisoient croire qu'elle estoit grosse. Et moy, poursuivit Cleante, J'ay veu une matrice ou d'un costé il y avoit une hydatide, je veux dire une tumeur pleine d'eau grosse comme un œuf, & de l'autre costé une plus petite hydatide. Il faudroit bien du temps pour reciter tout ce que nous sçavons de faits singuliers sur cette matiere, dit Periandre. Il y en a beaucoup. On en a déja cité plusieurs en d'autres Conferences. Eusebe nous a dit autrefois qu'une femme avoit rendu par le conduit de l'urine grande quantité de petits animaux qui estoient faits comme des cloqueportes, & qui dardoient une petite langue semblable à celle de la vipere. Nous avons veu icy un ver long de vingt-deux aunes qu'un homme rendit par le fondement. Monsieur Borrilius nous a mandé de Coppenhague qu'un homme y en avoit rendu un beaucoup plus grand.

Mais

Mais puisque nous en sommes sur les vers, ausquels tous les animaux sont fort sujets, vous voulez bien que je vous dise en passant que les douleurs, qu'on sent aux intestins, sont bien souvent causées par les vers qui les rongent & qui les penetrent ; mais les trous qu'ils y font se guerissent bien-tost, parce qu'estant petits la chair se reprend aisément : & pour les bien guerir il faut user de digestifs comme ja i-nes d'œufs avec de la terebentine ou de l'esprit de vin. J'ay remarqué aussi interrompit Menandre, que le meilleur moien de guerir l'intestin jejunum est de le nourrir peu, parce qu'il se resserre & se reprends au lieu que quand on le nourrit beaucoup les alimens étendent cét intestin, & par consequent empêchent que la plaie ne se referme si aisément. Nous avons autrefois rapporté icy plusieurs exemples qui prouvent ce que je viens de dire, ajoûta Periandre; C'est pourquoy je trouve qu'il est inutile d'en parler davantage.

D'un Remora.

LOrsque Periandre eut cessé de parler, Eusebe montra à la Compagnie un Remora qu'un de ses Amis luy avoit donné. Ce poisson est fait comme un petit serpent. Il a un bec semblable en quelque façon à celuy d'une beccasse, sinon qu'il n'est pas si pointu par le bout. Il a sur le dos une petite eminence, où il y a un petit trou, par ou il fraie peut-estre, ou par où il jette ses excremens. Celuy qu'Eusebe montra étoit un peu plus gros que le poulce.

D'un morceau de bois petrifié & de diverses autres petrifications.

IL montra ensuite un gros caillou tout-à-fait semblable à un morceau de chêne. Quelques-uns aussi disent que c'en estoit un qui avoit été petrifié, surquoy l'on agita encore ce qui avoit déja esté discuté dans une autre Conference, sçavoir si les os, le bois, ou autres matieres se peuvent petrifier. Quelques-uns soutinrent l'affirmative : d'autres la negative ; & chacun fit du mieux qu'il put pour soutenir son opinion. Oronte dit qu'un de ses Amis luy avoit montré un morceau de bois petrifié avec toutes ses veines; Et ce qui prouve cette transmutation est, dit-il, que ce morceau de bois est plus leger que la pierre, mais plus pesant que le bois. J'ay veu en

Auvergne, ajouta Menandre, une fontaine dont l'eau se petrifie en vingt-quatre heures. Elle a fait aussi d'elle-même un canal qui forme un pont par dessus un ruisseau duquel il est traversé. Un de mes Amis, dit encore Oronte, a un morceau de lard petrifié si naturel qu'il y a trompé beaucoup de personnes.

Des dens de chien de mer.

MAis peut-on voir une plus grande preuve de cecy que ces dens de poisson petrifiées que l'on trouve dans l'Isle de Malte. Quelques-uns ont peine à croire que ce soient des dens de poisson: mais on peut croire qu'il y en a quelques-unes qui sont de veritables dens, & d'autres qui sont fossiles, lesquelles même se trouvent en divers lieux éloignez de la mer ; & sont de grandeur, de couleur, & de figure differente. Les dens de chien de mer ont la même figure, ajoura Maxime : mais elles sont plus petites. J'ay eu autrefois une dent prodigieuse qui n'étoit pas de cette figure, reprit Oronte. Elle representoit une dent de cheval. Elle avoit des racines & de la crasse ; & puis on y voioit le poli, & au dessus quelques endroirs noirs. Elle pesoit plus de vingt livres. La nature se joüe en de pareilles productions continua Periandre : Et pour ce qui regarde les dens de Malte il s'en trouve encore en tant d'autres lieux qu'il y a de la peine à croire que ce soient de veritables dens de poisson. Quoy qu'il en soit je trouve que cette matiere merite plus de temps que nous n'en avons pour estre dignement examinée ; c'est pourquoy nous la reserverons pour une autre Conference, où peut-estre Monsieur Boccone se trouvera. Ce sçavant Italien va mettre au jour un Traité des pierres, des petrifications, & des dens fossiles; & comme il m'a promis d'apporter icy le discours qu'il en a fait, alors nous parlerons à fonds de cette matiere. Cela dit Periandre se leva, & congedia la Compagnie.

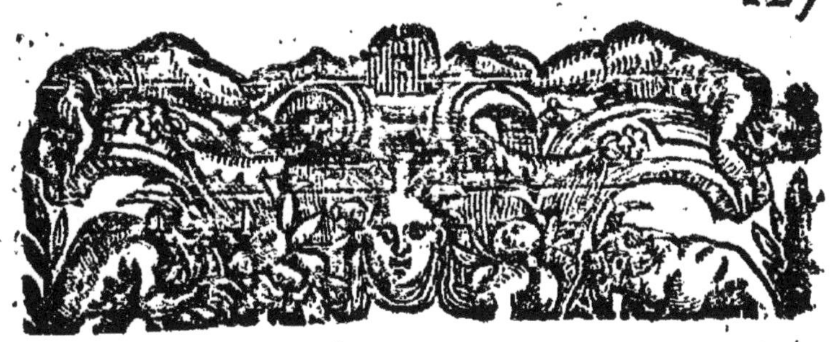

TROISIE'ME CONVERSATION.

D'une corde de pendu qu'on trouva pleine de cheveux à l'endroit qui touchoit le col du pendu aprés qu'elle eut esté quatre mois dans la cave d'un Chirugien.

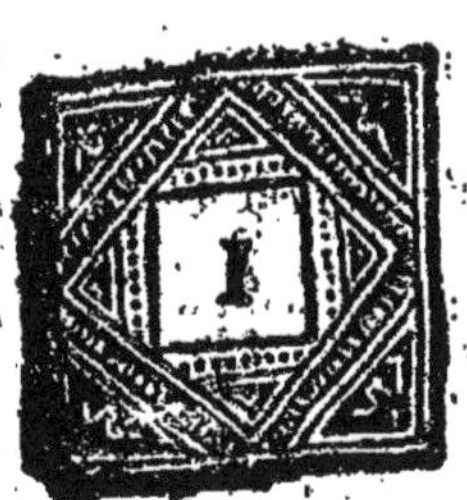

IL me semble, commença Periandre, que quelqu'un de la Compagnie s'est chargé de faire le rapport d'un discours que Cleon docte Medecin a prononcé dans une des plus celebres Academies de France, sur le sujet d'un monstre produit par une femme. C'est moy, Monsieur, repliqua Nicandre; qui suis prest de raporter ce que cét ouvrage contient. Il faut auparavant que je vous fasse part d'une singularité surprenante, reprit Periandre. Il y a trois mois qu'un Chirurgien obtint le corps d'un pendu, pour en faire la dissection. Il en mit la corde dans sa cave, où elle a esté pendant les trois mois; au bout desquels on l'a trouvée pleine de cheveux à l'endroit qui touchoit le col du pendu. Ces cheveux tiennent un peu de la nature du crin. Ils ont la racine blanche; & ils se rompent seichement. Eusebe dit qu'il les avoit veus, & confirma ce que Periandre en avoit raporté La Compagnie admira ce fait; & l'on fut quelque temps sans en rien dire.

Quelques observations.

PAmphile fut le premier qui dit sur ce sujet qu'il avoit vû à Casal une fille sur l'œil de laquelle il y avoit une louppe qui ayant esté ouverte, on y trouva un petit peloton de crin. Un autre raporta que dans des cheveux coupez il y avoit quelque temps, on trouva non seulement des lendes & des pous, mais aussi un animal de la grosseur d'une grosse mouche, lequel ressembloit en quelque façon à un pou. Ces productions sont rares, dit Periandre ; mais elles n'ont aucun raport au fait que je viens de raconter. Tout ce que vous avez raporté est provenu des personnes mêmes : Ce sont des excremens ou insectes qui ont esté engendrez de leurs propres humeurs ;

& quoy qu'ils soient extraordinaires ils ne laissent pas neanmoins d'avoir esté produits où les excremens ordinaires trouvent leur origine. Il y a icy davantage. C'est une corde à laquelle il est venu du poil.

De l'origine de ce poil.

IL est peutestre provenu de la substance même du pendu, interrompit Oronte; & il se peut faire que la corde ayant écorché ce miserable a esté ensuite couverte de la matiere excremēteuse qui fait les cheveux, & qui y a cru par succession de temps. Cela peut estre poursuivit Agenor; car s'il est vrai qu'une dent tirée de son alveole ait pullulé dans un coffre, (ainsi qu'on l'a dit icy autrefois) de même une matiere prochaine du poil, qui a exsudé par les pores de la gorge du pendu, peut avoir tellement abreuvé la corde qu'elle ait en suite de cela pullulé. Ajoûtez, dit Periandre, qu'elle a pu estre secondée de l'humidité de la cave ; puisqu'il est certain que les lieux souterains font croître abondamment le poil ; & de fait on a souvent trouvé dans les tombeaux que les cheveux avoient demesurement cru aux cadavres.

De la generation du poil.

CE sont des peut-estres ausquels je ne trouve pas beaucoup de vray semblance, repartit Adraste. Je sçais que la matiere des cheveux est contenuë sous l'epiderme, où elle est poussée par la chaleur naturelle, qui la divise en autant de parties qu'elle rencontre de pores à la peau, par lesq.

quels cette matiere passe, & où elle est entretenuë par de nouvelles parties. Je sçais pareillement que la peau estant écorchée, quelque portion de cette matiere seiche & fuligineuse peut s'attacher à ce qui écorche : mais je ne crois pas pour cela qu'elle s'y change en cheveux, comme elle fait dans l'homme même. Il y a bien de la difference. Elle est entretenuë dans l'homme par une nouvelle matiere qui la pousse dehors, & la fait croître jusques à un certain terme. Elle y rencontre outre cela des pores, au travers desquels elle passe cōme par des filieres; ce qui fait que les cheveux sont fins ou grossiers selon que les pores sont grands ou petits. Elle y est animée par la chaleur naturelle de l'homme, qui la pousse jusques à l'epiderme, & la fait sortir par les pores. Or tout cela ne se rencontre point dans la corde. Il n'y a point de chaleur pour y pousser cette matiere au dehors. Il n'y a point aussi de pores par où elle puisse passer, & prendre la figure des cheveux. Il n'y peut arriver non plus de nouvelle matiere pour la faire croître. Ce sont neanmoins toutes conditions sans lesquelles les cheveux ne peuvent estre produits. Ainsi il y a apparence que le poil de cette corde n'est point provenu de la matiere qui fait le poil de l'homme. Il provient vray-semblablement d'une autre matiere plus grasse & plus onctueuse que contient la cave où cette corde a esté pendant si long-temps.

Que les matieres grasses & onctueuses qu'on trouve dans les caves peuvent engendrer du poil sur les choses où elles s'attachent. Qu'elle est la nature de ce poil, & de quelle maniere s'il engendre.

Curieuses observations sur ce sujet.

C'Est mon sentiment, poursuivit Periandre ; & je crois ne le pouvoir mieux deffendre que par l'experience même. En effet nous voyons qu'il croit du poil sur beaucoup de choses, particulierement dans les lieux soûterrains où cette matiere grasse & onctueuse se trouve toujours en abondance : & comme cette matiere peut avoir des parties propres à engendrer ce poil, ces parties peuvent aussi s'en détacher quand elle est agitée, & former du poil sur les sujets où elle s'attache. Celuy qui est à cette corde ne ressemble aucunement à celuy de l'homme. Il tient plutost de la nature du crin, n'étant pas parfaitement rond; ce qui témoigne qu'il vient de cette substance grasse & épaisse qui est contenuë dans les caves, & qui fait un poil plus rude, parce qu'elle a plus de terre. Monsieur .... m'a écrit qu'un homme à Dijon cherchant avec une chandele quelque chose qu'il avoit perduë dans son privé, le feu se prit à cette matiere onctueuse dans le trou du privé & aux environs; & qu'il y fit une grande flâme qui dura long-temps. Je vous ay raporté cette experience pour vous faire voir qu'il y a dans tous ces lieux des matieres grasses, dont quelques parties détachées par le mouvement general de la matiere forment une espece de poil par tout où elles s'attachent. Je vous en allegueroís encore bien des exemples; mais je crois qu'il suffit de ce que j'ay dit pour rendre mon opinion probable. Monsieur, luy dit Oronte, ce que vous avez allegué de la flâme produite dans un privé revient à l'experience des pets flambans que l'on fait en petant au travers la chemise & proche d'une chandele. Cette plaisante observation fit rire toute la Compagnie, ensuite dequoy Periandre poursuivit de la sorte. Je connois un homme dont les excremens étoient autrefois si chauds & si gras qu'ils s'alumoiét en tombant d'une fenestre d'où l'on les jettoit. J'en connois aussi un autre de qui les urines sont tellement huileuses quelles brulent toutes dans une lampe. Mais sans s'arrester à ces exemples sur le fait dont il s'agit nous tirerons plus d'éclaird'éclaircissement si nous considerons la maniere dont le poil de la moisissure s'engendre. Quand les parties grasses des excremens sortent par de petits pores, ces parties alors sont resserrées par la froideur de l'air qui l'environne, si bien qu'aprés cela elles forment de petites colonnes, ou pour mieux dire de petites aiguilles qui ressemblent a du poil folet ; ce que l'on peut remarquer sans mycroscope dans de la colle ou de la boüillie qui se pourrit & s'aigrit, ainsi que le docte & curieux Monsieur Acar l'a tres-bien observé. Les fleurs de benjoin & de souphre, qui sont comme de petits poils, ne se forment point autrement. Ils ressemblent au gresil qui s'amasse sur les arbres, & qui commence par une goutelette sur laquelle une autre se congelant, &

plusieurs autres ensuite, il se fait une ramification. Il est de même des fleurs de benjoin & de raisine: car alors qu'on les a converties en fumée, quelques portions de cette fumée se condensent, & celles qui surviennent s'attachant dessus font peu à peu ces petits cheveux ou aiguilles que les Chymistes ont appellé des fleurs. La même chose arrive aux metaux, d'où vient le *flos aris*; & j'ay remarqué dans Copreberg en Suede que l'excrement cendreux qui est au haut des fourneaux où l'on fond le cuivre, estant ramassé & mis dans un creuset, se convertit encore en cuivre, ce qui fait voir que ce sont portions d'une matiere qui se sublime & qui s'amasse en haut comme les fleurs d'antimoine. On trouve par tout de ces petits filamens, poursuivit Oronte. Un Chymiste de ma connoiſſance ayant laiſſé tomber une liqueur ſur le carreau, elle vegeta auſſi-toſt, & ſe forma en petites branches. Je connois un autre Chymiſte qui a une petite branche d'or qu'il a fait vegeter, & qu'il conſerve dans la figure d'un petit arbriſſeau. Tout cela prouve admirablement bien lés ramifications, & fait voir qu'une matiere ſublimée & ramaſſée peut prendre aiſément la nature de poil. Mais pour revenir à celuy qui eſt à cette corde, qu'Adraſte ne veut point eſtre provenu de la matiere qui fait le poil de l'homme, je trouve que les raiſons qu'il en allegue ne détruiſent point le ſentiment de ceux qui croyent que ce poil a eſté fait de la ſubſtance méme de l'homme. En effet je crois qu'il y a autre choſe à conſiderer dans le poil que cette appoſition & ſucceſſion de matiere qui ſe pousse l'une & l'autre, & qui fait la continuité du poil. Ce n'est pas assez de dire qu'il survient toûjours de nouvelles parties qui poussant celles de devant étendent cette matiere en long au travers des pores par où elle passe, & où elle reçoit cette figure longue & menuë. Il faut qu'il y ait là autre chose ; car enfin s'il n'y avoit point d'autre raison que celle la pour la production du poil, il s'ensuivroit que quand de noir on devient blanc par l'âge, dans un temps où les cheveux ne croissent pas fort viste, l'humeur blanche venant à succeder à la noire, on dévroit avoir les cheveux blancs vers la racine, & noirs vers l'extremité, ce qui n'arrive pas de la sorte ; parce que quand on s'apperçoit d'avoir des cheveux blancs on les trouve blancs tous d'une suite ; ce qui me fait croire que la matiere, qui leur donne cette couleur, se porte tout le long d'un canal, & les blanchit à l'extremité aussi-tost qu'à la racine. Mais ce qui me le persuade encore davantage, c'est que si l'on regarde un cheveu coupé avec un mycroscope, on y voit trois ou quatre petites marques qui semblent de petits trous par où quelque suc se porte, lequel suc sans doute luy donne la teinture ; ce que l'on ne doit pas appeler apposition comme on l'entend d'ordinaire. De quelque maniere qu'on l'entende il y a toûjours de l'apposition, repartit Adraste ; car soit que cét accroissement se fasse, ainsi qu'on dit dans l'échole, *per extra positionem*, comme dans les metaux & dans les pierres, soit qu'il se fasse, *per intus susceptionem*, comme dans les plantes & dans les animaux, c'est toûjours une nouvelle matiere qui s'applique à la substance pour la nourrir & l'augmenter : ce sont de nouvelles parties qui se joignent à celles de cette substance. Vous avez tous deux raison, & vous estes d'accord, interrompit Philidas. Cependant si l'on veut examiner à loisir le discours de Cleon, il me semble qu'il est temps d'en commencer la lecture. Nous sommes maistres de nostre temps, repartit Periandre. Ce que l'on ne peut faire en un jour on le fait en l'autre; & il nous doit peu importer si nous parlons de la production des cheveux où de celle des monstres. Neanmoins puisqu'il semble que la Compagnie attend avec impatience le raport de ce discours, Nicandre peut commencer quand il luy plaira. Je vais m'en aquiter le mieux que je pourray, repartit Nicandre; & si je ne raporte pas fidelement tout ce qui est dans ce discours qui est fort long, du moins je raporteray tout ce qu'il y a d'essentiel & de plus considerable touchant le sujet dont il traite.

Examen d'un discours prononcé dans une tres-celebre Academie sur le sujet d'un monstre produit par une femme, laquelle aprés quatre mois de grossesse accoucha d'un enfant tout à fait semblable à un singe vétu comme un fagotin, parce qu'elle en avoit vû un danser sur la corde, aprés un grand desir de le voir.

PRemierement voicy le fait. Une femme grosse il y avoit trois mois & demy alla voir un singe vétu en fagotin par une curiosité dont jamais son mari ne l'a pût détourner. Aussi l'image de cette beste ainsi vétuë luy demeura tellement imprimée dans l'esprit qu'elle ne s'en put jamais defaire, quelques efforts qu'elle y fit; de sorte qu'au bout de son terme elle accoucha d'un singe parfait, avec le bonnet & la chemisette d'un fagotin. Je l'ay vû, dit aussi-tost un particulier; & le raport que Cleon en a fait est tres-sincere. Le coqueluchon & la chemisette se remarquent fort distinctement. La chemisette est rouge: elle passe par dessus les bras: elle a ses plis & sa figure: elle couvre la chair, & y est attachée. Le visage de l'enfant ressemble entierement à celuy d'un singe: Il a les bras, les jambes, & le corps semblables aux bras, aux jambes, & au corps de cette beste. Enfin il est tout fait comme un singe, excepté qu'il n'est pas couvert de poil. J'ay remarqué aussi

qu'il

qu'il n'avoit point de pouces aux mains. C'eſt une choſe que j'ay vû chez Cleon, qui garde curieuſement ce monſtre. C'eſt aſſez, repliqua Periandre. Une ſi grande aſſeurance du fait, & une ſi exacte connoiſſance de ſes circonſtances nous donneront lieu d'en mieux raiſonner ; mais il faut ſçavoir auparavant ce que Cleon luy-meſme en penſe. Voici ce qu'il en dit, reprit Nicandre. D'abord il s'étend en general ſur toutes les cauſes des monſtres, où il raporte ce qu'en dit Licetus, qui en admet de dix ſortes, que Cleon reduit à cinq. Premierement à Dieu qui les forme, à ce qu'il dit, pour nous repreſenter l'enormité de nos crimes, & pour nous en faire honte. Secondement aux aſtres que Cleon croit eſtre les premiers mobiles qui gouvernent tout icy bas ; de ſorte que, ſelon luy, ſi la Lune reçoit quelque concours extraordinaire d'atomes provenans ou du Soleil, ou de Saturne, ou de Jupiter, ou de Mars, elle en imprime auſſi-toſt le caractere ſur un *fetus*, qui en eſt alors plus ſuſceptible à cauſe de la molleſſe de ſa matiere. En troiſiéme lieu à l'excés ou au defaut de la matiere ſeminale. En quatriême lieu au mélange des ſemences de diverſes eſpeces ; & puis il dit que ces deux dernieres cauſes n'ont point de lieu dans le fait dont il s'agit, puiſque le *fetus* n'a eſté metamorphoſé en ſinge qu'aprés avoir eſté parfaittement bien formé, du moins on le doit ainſi ſuppoſer aprés trois mois & demy de groſſeſſe. En cinquiême & dernier lieu il les raporte à l'imagination, à qui il attribuë la production de ce monstre ; & ce qui est vrai-semblable aussi, ajoûta Nicandre : mais la difficulté est de sçavoir comment l'impression d'une idée a pû changer une matiere déja determinée dans toutes ses parties, & luy donner une autre forme : Il est bien difficile de connoistre par quel moien un enfant parfait a esté changé en singe enfagotiné aprés quatre mois de grossesse. C'est dequoy aussi Cleon cherche la raison. D'abord il raporte l'opinion de Descartes qui veut que le singe aprés avoir meu le nerf optique & le *Rete mirabile*, imprime son image dans la glandule du cerveau appelée pineale ; & que cette glandule ensuite en charge les esprits, & les determine à passer par les arteres du *rete* pour aller dans les arteres hysteriques, puis au *placenta*, &

de là aux arteres & à la glande de l'enfant, sur lequel ils figurent l'idée qu'ils ont reçeuë, & l'impriment d'autant plus aisément que la matiere du *fetus* est molle & susceptible d'impression. Aprés que Cleon a ainsi raporté l'opinion de Descartes, il dit qu'elle ne luy plaist point pour cinq raisons. La premiere est parce qu'il n'y a pas de cause finale; ce qui me semble trop moral, dit Nicandre, pour un Physicien qui ne doit rien considerer dans les operations naturelles que matiere & mouvement, sans y chercher des fins & des raports qui n'ont lieu que dans la sagesse infinie du supréme Ouvrier, qui a tout fait pour des fins & par des moyens que nous ne connoissons pas. En effet, poursuivit Oronte, cela n'est pas pardonnable à un Physicien qui doit mieux connoître qu'un autre les ressorts de la nature. Il doit sçavoir qu'il n'y a dans le monde que des portions de matiere, qui ont toutes leurs figures particulieres & leurs mouvemens determinez suivant certaines regles que Dieu leurs a prescrites, & qu'elles ne passent jamais. Ce sont là les seuls ressorts qui font mouvoir la machine du monde ; & il n'est pas besoin pour cela d'admettre des formes substantielles ny des intelligences motrices qui conduisent les estres materiels à des fins particulieres que quelques-uns se figurent. Il n'y a point d'autre fin au monde que celle pour laquelle il a esté crée, je veux dire pour la gloire de Dieu. Toutes les autres fins ne sont que des imaginations de quelques Contemplatifs qui s'estiment tellement qu'ils croyent que leurs pensées sont autant de demonstrations, & qu'ils ont tout penetré dans la nature. Je ne parle que du monde naturel, & non pas du monde divin, où je sçais que la grace conduit l homme à son salut par des moyens efficaces. Je laisse ce dernier monde aux Theologiens; & je tiens qu'il est du monde sensible & naturel comme d'une machine, qui continuë son mouvement quand elle à une fois commencé à estre meuë, sans que toutes les parties de la machine connoissent pour quelle fin on les meut. L'ouvrier seul le sçait, & il suffit aussi. Quoy donc vous rejetez ainsi les agens dianoetiques, interrompit brusquement Pancrace. Vous bannissez du monde les formes substantielles, & les facultez motrices qui conduisent toutes choses à leurs fins qu'elles connoissent, & ausquelles elles ne manquent jamais d'arriver par des moyens qu'elles élisent elles-mêmes. *Proh dii immortales !* quelle erreur & quelle ignorance. Hé que deviendront donc tous les êtres invisibles & sur tout mon *tertium quid reale* qui n'est ny corps ny esprit. Nous l'admettons repartit Adraste ; mais ce n'est qu'à condition qu'il ne fera rien, & qu'il se reposera. Il est de trop bon lieu pour travailler, ajoûta Oronte. *Me hercle*, je soûtiens qu'il fait tout dans la nature, répondit Pancrace. Nous vous l'accordons, luy repartit Periandre : mais laissez continuer Nicandre, ou bien on ne vous accordera rien. C'est bien malgré vous que vous l'accordez, repliqua Pancrace. Hé bien soit, luy dit Nicandre qui poursuivit de cette sorte. La seconde raison pour laquelle Cleon rejette l'opinion de Descartes dans le fait dont il est question est, dit-il, parce qu'il n'y a point d'harmonie. Cette raison n'est qu'une suitte & une dépendance de l'autre, interrompit Periandre : Car quand on agit sans fin l'action se fait aveuglément, & par consequent sans ordre & sans harmonie. Mais qui a dit à Cleon qu'il y a plus d'harmonie dans son opinion que dans celle de Descartes. Il se plaist à former de belles idées qu'il voudroit nous faire passer pour des realitez. L'harmonie est par tout où est la verité ; & qui ne connoist point l'une ne possede point l'autre. Or comment Cleon nous prouvera-t'il demonstrativement que son opinion est veritable. C'est, dit-il, parce qu'il n'y a point d'harmonie dans celle de Descartes ; mais, Messieurs, je vous demande si cette consequence est bonne. Il dit que son opinion est vraie, parce que l'autre est fausse. Voila ce que Cleon infere, mais sa conclusion ne vaut rien. Il est partie & non pas juge. S'il croit son opinion veritable, il y en a mille qui la croient fausse, & qui tiennent pour l'autre, où ils trouvent cette harmonie que Cleon n'y trouve pas. J'admire le procedé de quelques esprits qui condamnent tout ce qu'ils ne croient point, où pour mieux dire tout ce qu'ils n'entendent pas. Mais poursuivez le fil de vostre narration, dit-il à Nicandre. La troisiéme raison, continua Nicandre, qui oblige Cleon à ne point suivre icy l'opinion de Descartes est parce qu'il n'y a point de cause efficiente. Fort bien, repartit Eusebe. Cleon n'y trouve point de cause finale, parce qu'il n'y a point de faculté qui agisse avec connoissance de cause, & qui sçache la raison de ce qu'elle fait ny la fin où elle tend. Il n'y trouve point non plus d'harmonie, parce qu'il n'y a pas, selon luy, cette belle subordination qu'il se figure entre la puissance imaginative & la faculté formatrice. Il ne luy reste donc plus qu'a n'y point trouver de cause efficiente. C'est ce qu'il fait aussi, poursuivit Nicandre ; & sa raison est parce que la reflexion qui se fait des esprits du cerveau à l'uterus, pour y graver l'image qu'ils ont receüe, doit estre directe comme un raion de lumiere; ce qui ne se trouve pas, selon luy, dans l'opinion de Descartes qui veut, à ce qu'il dit, que les esprits soient obligez de faire tant de détours qu'ils perdent leurs idées dans la longueur du chemin

& dans l'obliquité des canaux par lesquels ils passent. Cette raison n'a pas plus de force que les autres, dit Periandre; & l'on en verra aisément la foiblesse si l'on considere l'extréme subtilité des esprits, leur vitesse, leur mobilité extraordinaire, & la grande communication qui est par leur moien entre toutes les parties du corps; car puisque nous voyons par experience que le mouvement de la premiere rouës d'une machine bien montée se communique en un instant aux autre rouës jusques à la derniere, quelque éloignée qu'elle soit, on peut dire de même que les esprits, qui sont si subtils & si mobiles, vont promptement d'un bout du corps à l'autre, sans rien perdre par le chemin. Ainsi je m'étonne que Cleon ait trouvé là de la difficulté, & qu'il s'y soit imaginé une reflexion directe comme un raion pour communiquer aisément les esprits du cerveau à l'uterus, ce que je trouve fort inutile. Mais voyons ses autres raisons : Peut-être sont elles meilleures. La quatriême dont il se sert pour improuver icy l'opinion de Descartes, continua Nicandre; est parce que n'y ayant point de communication des arteres de l'uterus avec celles du *Placenta* il n'y peut avoir de commerce entre les esprits de la mere & le corps de l'enfant; & par consequent, poursuit-il, il y a grande apparence que cette production monstrueuse s'est faite par un autre moien que par celuy que Descartes s'imagine: Il confirme tout cela par sa cinquiême raison qui est qu'encore que Descartes (selon l'interpretation de Monsieur de la Forge) monte la glande de l'enfant, pour ainsi parler, au même ton que celle de la mere, neanmoins il n'y peut avoir, à ce que dit Cleon, aucune communication entre l'une & l'autre; parce que ces deux glandes ont deux situations opposées, le haut de celle de la mere regardant nostre zenith, & le haut de celle de l'enfant regardant nostre nadir. Voila Messieurs, poursuivit Nicandre, toutes les difficultez pour lesquelles Cleon rejette les principes de Descartes pour l'explication de ce fait. Les dernieres semblent les plus fortes; mais elles ne sont pas sans replique. C'est à la Compagnie à les combattre ou à les deffendre; ensuite dequoy je continueray le recit du discours de Cleon, ou plûtost je diray qu'elle est son opinion touchant le sujet dont il s'agit. Il me semble, dit Oronte, que le *fetus* n'a point de glande pineale; ou s'il en a elle est si glaireuse & si petite qu'elle n'est pas susceptible du mouvement des esprits de la mere, pour le communiquer ensuite à ses propres esprits. Au contraire, repartit Nicandre, plus une chose est molle & plus elle est capable de recevoir les impressions d'un agent. Il faut bien que le *fetus* ait une glande pineale, puisque c'est une des principales parties qu'il doit avoir, & qu'elle ne luy vient pas aprés sa naissance. Que s'il l'a, comme il n'en faut point douter, elle fait ses fonctions de même que les autres parties; & par consequent elle peut estre meüe, & peut mouvoir. Ainsi quand les esprits de la mere viennent à l'ébranler par quelque idée, elle meut aussi les esprits de l'enfant en leur imprimant la même idée; & ces esprits, qui peut estre sont de mesme nature que ceux de la mere, la portent & la figurent sur les parties ou l'imagination de la mere les oblige d'aller par quelque mouvement particulier. Quoy qu'il en soit il n'y a point d'inconvenient à croire que les seuls esprits operent cét ouvrage: mais de sçavoir comment ils vont de la mere à l'enfant, ces chemins & ces détours sont si obscurs que personne n'y voit goutte. Il y a peut-estre, répondit Eusebe, entre les nerfs de l'un & de l'autre quelque communication qui n'a pas encore esté découverte. Cette communication, repliqua Periandre, se fait plus probablement par les arteres hysteriques, d'où les esprits vont à l'uterus, & de là au *Placenta* de qui l'embrion les reçoit. Cela peut être, répondit Oronte: mais il me semble que l'épaisseur du *Placenta* & sa separation d'avec l'*uterus* nous doivent persuader que les arteres & les veines de l'un non point de cõmunication avec les arteres & les veines de l'autre. J'ay ouvert autrefois une chienne qui estoit pleine; & je separay le *placenta* d'avec la matrice sans en faire sortir une goutte de sang, ce qui me fait juger qu'il n'y a point de communication des vaisseaux de la mere avec son fruit. Cependant, repartit Periandre, cette separation de la matrice d'avec le *placenta* n'empêche pas que l'enfant ne se nourrisse du sang menstruel; & par consequent si le sang menstruel passe de la mere à l'enfant, les esprits qui sont infiniment plus subtils y passeront avec beau-

coup

coup plus de facilité. Il se peut faire aussi, ajoûta Nicandre, que les esprits vont par transpiration de l'*uterus* au *placenta*, & du *placenta* au *fetus*. Ces petits corps ignées sont d'une nature assez subtile pour penetrer ces deux membranes, & même encore de bien plus épaisses. Vous avez raison, luy dit Oronte : mais il se peut faire aussi que la chose arrive d'une autre maniere. Il n'en faut point douter, repartit Nicandre : mais qui sçait la maniere dont la chose arrive. C'est moy qui le sçais, répondit brusquement Pancrace; & qui me moque de tout ce que vous avez dit. *Quam enim à scopo longe aberratis.* Cette formation ne se fait point ainsi : c'est un abus que de le croire. Elle se fait par la seule operation de nostre troisiéme subſtance qui n'eſt ny corps ny eſprit, & qui imprime ſur l'enfant les figures dont la puiſſance imaginative eſt frappée; de même que le cachet imprime ſon image ſur de la cire molle. Il n'en faut pas davantage, interrompit Oronte. Monſieur nous a découvert le myſtere. Aiuſi je ſuis d'avis que Nicandre nous diſe maintenant ce que Cleon penſe de cette matiere. Cleon, pourſuivit Nicandre, n'étant pas ſatisfait de Deſcartes, a recours aux anciens chez leſquels il dit qu'il faut puiſer comme dans les ſeules ſources de toutes les veritez Phyſiques. Il dit qu'il faut conſulter Ariſtote, Hippocrate, & Galien pour reſoudre la queſtion; & qu'en effet il n'eſt que de ſuivre ſon grand chemin, au lieu de s'écarter dans des routes qui ſont auſſi incertaines que singulieres. Ainsi pour suivre son grand chemin il établit l'ame comme le premier agent de l'homme : mais il luy donne des agens subalternes, dont les facultez ont des fonctions determinées qu'elles ne passent point ordinairement, mais qu'elles peuvent quelquefois passer par des causes particulieres. Et en cette rencontre Cleon demande la liberté de raisonner comme Platon, c'est à dire par similitudes : car aprés avoir dit qu'il y a dans l'homme une faculté nommée imagination, dont le propre est de recevoir les especes de toutes choses ; aprés avoir dit qu'outre l'imagination il y a encore dans la femme, pour la generation, une autre faculté que l'on appelle formatrice, laquelle est inferieure à la faculté imaginative, & luy doit obeïr en toutes choses, il dit qu'il est de ces deux facultez comme des deux Ingenieux qui ont travaillé à la Citadelle de......, & dont le second a détruit ce que le premier avoit bâti; ou comme d'un Maistre Ecrivain qui faisant faire divers chiffres à son Disciple efface les uns par les autres; de même, dit-il, l'imagination fait changer à la vertu formatrice la premiere figure du *fetus*, & la contraint de luy en donner une autre. Cela s'appelle dire le fait oratoirement & par figures, interrompit Periandre; mais ce n'est pas le prouver clairement ny par de bonnes raisons. Ce sont de belles imaginations; mais voyons comment il les applique au fait dont il s'agit. Il dit, continua Nicandre, que le singe ayant vivement frappé l'imagination de cette femme grosse, l'image de cette beste y avoit esté si bien imprimée que la femme n'avoit jamais pû l'effacer ; de sorte que cette image luy estoit devenuë comme naturelle. Qu'aprés cela la faculté formatrice avoit changé les traits du *fetus* par le moien de cette nouvelle idée que l'imagination luy proposoit continuellement ; mais que ce changement n'étoit pas arrivé tout d'un coup ; & qu'il avoit fallu du temps pour effacer les premiers lineamens, & y en refaire d'autres. Que cela s'étoit fait par le moien des esprits animaux que l'imagination avoit revêtus de cette figure de singe & que la faculté formatrice determinée par l'imagnitation s'étoit servie de ces esprits comme d'autant de cachets pour imprimer cette nouvelle figure sur le *fetus*, que la mollesse de sa chair en rendoit encore plus susceptible. Voila, Messieurs, dit Nicandre, quel est le sentiment de Cleon qui veut une faculté qui delibere, & une autre qui execute; une faculté qui commande, & une autre qui obeïsse; afin de trouver en toutes choses cette cause finale & cette belle harmonie qu'il n'y trouve pas selon l'opinion de Descartes. Mais je voudrois bien luy demander pourquoi l'imagination change sa premiere idée: pourquoy il la fait écarter de son grand chemin, luy qui n'en veut point sortir. Il vous répondra, repartit Eusebe, qu'elle y est forcée par cette nouvelle image dont elle charge les esprits, afin qu'ils l'impriment sur le fetus, aprés en avoir effacé la premiere figure. Il est vrai, dit

Periandre, qu'il fait faire cette fonction par la faculté formatrice qui se sert des esprits emeus par cette figure comme d'autant d'archers pour executer les ordres de la faculté imaginative. Mais à quoy bon tant de facultez, si l'on peut rendre raison de tout cela par le seul mouvement des esprits, comme Descartes a tres-bien fait. Doit on multiplier les estres sans necessité, & faire tant de facultez ou plûtost tant de termes inutils, pour expliquer une chose, où l'on n'a qu'à dire seulement qu'il y a des corps meus qui en meuvent d'autres, & qui selon la nature de leur mouvement, selon leurs figures, & la disposition des sujets qui souffrent, y font telle ou telle impression. Il en est de même que d'une cire molle à qui je donnerai telles figures que je voudray, l'une aprés l'autre, selon que mon cerveau les recevra luy-même du mouvement de mes esprits. Je n'ay point besoin icy d'une faculté formatrice qui obeïsse à la faculté imaginative. Les seules idées receuës des objets operent tout cela : elles font dans mon cerveau les impressions par le moyen desquelles mes esprits reçoivent un mouvement qui les determine à mouvoir les muscles de mon bras, pour imprimer sur la cire ces mêmes caracteres qu'ils ont receus du cerveau. Or l'embrion est une cire molle sur qui les esprits impriment les idées qu'ils reçoivent des objets aussi aisément que la main imprime l'image du cachet sur la cire. Mais il n'est pas besoin de facultez pour faire faire cette operation aux esprits : Il suffit qu'ils soient meus par

par les objets ; & que ſuivant la nature de l'objet & de ſon action ſur l'organe ils ſoient determinez à faire une choſe plûtoſt que l'autre. Voila, ce me ſemble, tout ce qu'on peut dire ſur ce ſujet ; & il n'eſt pas beſoin de faire avec beaucoup d'appareil ce que l'on peut faire à peu de frais, ſuivant la maxime de l'Echole. Cependant, pourſuivit-il parlant à Nicandre, vous ne nous ditte point ce que Cleon penſe de ce que noſtre monſtre n'a point de poulces. C'eſt, dit-il, répondit Nicandre, parce que la vertu formatrice ſe ſervant des eſprits de la mere pour changer la figure du *fœtus*, cette partie de la main n'a pû eſtre formée ny nourrie faute d'eſprits pour y conduire l'aliment, ces eſprits eſtant trop employez autre part : ou bien, ajoûte-t'il, parce que la femme n'ayant point veu de poulce au singe, l'enfant n'en a point eu pareillement. Ainsi, dit Periandre, le poulce n'a été retranché de la main de l'enfant que parce que la mere n'en a point veu au singe; mais c'est deviner & non pas prouver. Cleon fait tout ce qu'il peut pour employer sa vertu formatrice, poursuivit Oronte: mais il s'en passeroit bien, s'il vouloit sagement, comme Descartes, n'admettre que ce qui est necessaire pour rendre raison des effets naturels. Il blâme cet Auteur de ce qu'il ne se sert que du mouvement des esprits pour imprimer les idées sur les embrions; & ce pendant il veut luy-même que ces images ne s'impriment que par le mouvement impetueux de ces mêmes esprits causé par l'imagination qui les pousse & qui les charge de ces especes. Je suis bien trompé si ce n'est pas dire la même chose que dit Descartes; mais Cleon y ajoûte les termes de facultés imaginative & formatrice, pour nous persuader que son opinion est bien differente de celle de ce grand Philosophe. Il veut bien que les images ne s'impriment sur les *fetus* que par le moyen des esprits qui sont meus par les objets; mais si l'on ne dit aussi qu'il y a dans cette operation une faculté princesse qui la commande, & une faculté sujette qui l'execute, on ne pense pas bien, selon luy; & l'on s'éloigne fort de la verité, quoy qu'on croye, comme luy, que ces impressions se font par le seul mouvement des esprits. Qu'est-il donc besoin de ces deux facultez, qui ne sont que des termes dont on se sert pour signifier les deux impressions, celle qui se fait dans le cerveau de la mere par le moyen de l'objet, & celle qui ensuite se fait sur l'embrion. On ne voit rien en tout cela que des esprits meus qui en meuvent d'autres; & veritablement aussi il suffit du mouvement de ces petits corps pour produire ces effets. Cleon le reconnoit aussi, lorsqu'il dit que ce sont les instrumens de cette operation naturelle: mais il veut des ouvriers qui se servent de ces instrumens: il veut des êtres qui les manient & qui les conduisent à leurs fins; comme si ce n'étoit pas assez pour cela que de faire mouvoir les esprits par les objets. En un mot il veut contredire Descartes; & sans examiner si ce Philosophe n'a dit que ce qu'il falloit pour exprimer la chose, il le condamne tout de grand, parce qu'il ne se sert pas icy des mêmes termes dont Aristote & Galien se servent. Cependant il est aisé de voir que ces termes ne servent de rien. Ainsi il est de Cleon comme de celuy qui pour rendre raison du mouvement de l'aiguille d'une horloge croiroit dire merveilles en disant que cela se fait par la vertu d'une faculté tournante; & traitteroit d'ignorans ceux qui l'attribueroient aux mouvemens de quelques roües cachées derriere la table; Mais étendons un peu plus cette comparaison; car il me semble qu'elle representera assez bien les differens genies des hommes, & les diverses pensées qu'ils conçoivent des objets. Je suppose donc des personnes qui n'ayent jamais veu d'horloge, & qui à l'aspect de cette ouvrage forment divers jugemens. Les uns sans doute en attribueront l'effet aux demons; & ce sont ceux dont les foibles esprits prennent tout ce qui passe leur portée pour des prodiges & pour des miracles. Les autres un peu plus habiles soutiendront que cet effet n'est point surnaturel; mais ils avoüeront ingenuement que la maniere dont il est produit ne leur est pas connuë. D'autres plus subtils & plus penetrans diront que vray-semblablemẽt le mouvement de cette aiguille n'est causé que par celuy de quelques rouës cachées derriere la table de l'horloge; lesquelles rouës étant meües par un ressort, qui en commence & qui en continuë le mouvement, font faire à l'aiguille le tour de la table dans l'espace de vingt-quatre heures. Voila le caractere de ceux qui pensent & qui jugent sainement des choses. Neanmoins d'autres viendront fort échauffez, qui s'en moqueront & les traitteront d'ignorans. Non non, diront-ils, le mouvement de cette aiguille ne provient point d'une telle cause: c'est un abus que de le croire: il vient de toute autre chose. C'est une faculté tournante qui le produit, & qui par le moyen de quelques ressors cachez cõmunique à cette aiguille la vertu de se mouvoir. Voila l'image de ceux qui remplissent les sciences de termes superflus, & qui cependant s'imaginent nous instruire beaucoup avec ces termes. Voila ce que fait Cleon. Il traitte d'ignorans ceux qui ne disent pas, comme luy, que la faculté tournante fait aller les rouës qui donnent le mouvement à l'aiguille;

& quand on dit que le mouvement de l'une ne peut provenir que de celuy des autres on est encore loin du but, selon luy, qui y veut des vertus & des facultez secrettes pour operer ces mouvemens. Ainsi la verité luy déplaist toute pure & sans artifice; & elle cesse d'étre verité dans les écrits de Descartes, parce qu'elle n'y est pas couverte des termes dont Cleon la revest, pour nour la donner plus mysterieuse. Si l'on vous laisse tout dire, interrompit Periandre, vous n'aurez fait de long-temps; car vous étes fort en humeur de critiquer l'amour de la verité vous transporte. C'est le genie de vôtre Academie qui m'inspire une si noble passion, répondit Oronte. La profession que l'on y fait de chercher sincerement la verité, & la liberté que l'on y a de la dire, m'ont ainsi emporté contre cette vaine science de mots qui ne servent de rien pour l'explication des choses, & qui ne font qu'embroüiller les esprits. C'est assez, dit Periandre. Vôtre mouvement est loüable; & l'on est libre icy de dire ce que l'on veut, pourveu qu'il ne passe point les bornes de la raison. Mais il faut que vous croyez que Cleon se défendroit bien s'il estoit icy. C'est un homme d'esprit, tres sçavant, qui merite l'estime de tout le monde. il suffit de ce qu'il a la vôtre pour croire qu'il est digne de celle de tous les autres, repartit Oronte. Je l'estime aussi beaucoup; & je feray toûjours gloire d'apprendre de luy: mais son merite, quelque grand qu'il soit, ne nous doit pas empécher de dire librement ce que nous pensons des choses naturelles. Non non, repartit Periandre. Il est trop honneste homme pour cela. Il sçait trop bien que la carriere est ouverte à tout le monde, & qu'un chacun y peut courir à sa phantaisie. Il n'y a rien de si libre que l'esprit humain ; & il n'y a rien aussi où il doive plus joüir de sa liberté que dans la Physique. Mais finissons cette disgression, & revenons à nostre monstre. Il faut avoüer que l'imagination a un grand pouvoir sur les embrions. J'ay vû depuis peu une femme qui a mis au monde un enfant avec trois visages. Il fait donc face de tous costez, interrompit Oronte. Ce monstre à trois faces me fait ressouvenir du *trigla* que les anciens Allemans adoroient, comme aussi du triple visage par lequel les Chinois representent l'estre de la generation & l'amour; l'être par le visage d'un vieillard; la generation par celuy d'une femme ; & l'amour par celuy d'un enfant ; ce qui fait voir que cette nation a quelque connoissance imparfaite du mystere adorable de la Trinité. Quoy qu'il en soit, reprit Periandre, cét enfant n'a qu'un seul corps pour ses trois visages. Je ne sçais, dit Nicandre, si ces trois visages sont plutost un effet de l'imagination de la mere que de l'abondance de la matiere, dont il y eût eu assez pour faire trois testes sur un seul corps, & peut-estre même les trois corps parfaits, si la matiere n'eust esté empéchée d'agir par quelque autre circonstance. Je ne le sçais point non plus, repartit Periandre: mais je sçais bien que l'imagination de la mere ayant esté émûë par quelque peinture qui representoit un triple visage sur un seul corps, elle a pû ensuite imprimer sur l'enfant la même figure. Tout le monde sçait qu'une femme un jour accoucha d'un enfant qui avoit plusieurs visages, parce qu'elle s'en estoit vu plusieurs dans un miroir cassé. On dit aussi, poursuivit Eusebe, qu'une femme mit au monde un enfant tout rompu, pour avoir veu rompre un criminel, lorsqu'elle estoit grosse. Je sçais quelque chose de plus extraordinaire encore que tout cela, dit Oronte. L'histoire en est raportée par un Autheur celebre. Il y a, dit-il, environ cinquante ans que quelques personnes de Normandie se divertissant les uns chez les autres representoiẽt quelquefois des Comedies. Un jour entr'autres qu'ils representoient une Pastorale, il arriva que le Gentilhomme chez qui l'on la representoit, & qui y faisoit le personnage de Satyre, eut envie de joüir de sa femme, qui joüoit le rôlle de Nymphe, & qui dans cét état vrai-semblablement avoit aquis de nouveaux charmes capables de tenter son mary, à qui peut estre aussi l'habit de Satyre avoit augmenté la passion d'amour. Quoiqu'il en soit la Piece estant achevée le Gentilhomme pressé de sa passion tira sa femme à l'écart, en joüit, & l'engrossa d'un beau petit Satyre dont elle accoucha au bout de neuf mois. Voila un effet de l'imagination si jamais il y en eut. Ditte nous ce que devint ce petit Satyre, interrompit Nicandre, & s'il estoit bien formé. L'Historien raporte qu'il en avoit toutes les parties, repartit Oronte. Il dit aussi qu'il fut tres bien élevé dans les Sciences & dans la vertu, où il fit un grand progrés ; de ſorte que ſes freres ne le voulant pas admettre au partage des biens de leur pere, à cauſe, diſoient ils que c'étoit un monſtre incapable de ſucceder ſelon la Loy, il plaida luy-même ſa cauſe, & la plaida ſi bien qu'il la gagna ; & de fait, pourſuivit Oronte, c'eſt la raiſon qui fait l'hõme, & non pas la figure, cõme dit tres-bien S. Auguſtin; paſſage dont noſtre Satyre ſe ſervit auſſi fort à propos. Si l'on vouloit raporter tout ce que l'on ſçait d'exemples ſur ce ſujet, continua Periandre, on n'auroit fait d'une ſemaine, tant il eſt vrai qu'il y en a; ce qui fait voir qu'il arrive ſouvent à l'imagination de s'égarer de ſon chemin, & de figurer les enfans autrement qu'elle ne devroit faire. On a tantoſt aſſés bien monetré de quelle façon l'idée d'un objet remuant nos eſprits dans le cerveau, ces mêmes esprits émus & chargez de cette idée la vont imprimer sur le *fetus*; & c'est ce qui est arrivé à la Dame vétuë en Nymphe dont Oronte nous vient de raconter l'histoire: car cette Dame estant vivement atteinte de la figure qu'avoit son mary lorsqu'il en joüit, ses esprits imprimez de cette image la formerent aussi sur la semence, qui en estoit encore plus susceptible qu'un enfant déja tout formé: Ainsi je ne trouve pas ce dernier fait si étrange que celuy de l'enfant changé en Singe aprés quatre mois de grossesse. Je vous avouë, poursuivit Eusebe, que le Singe me surprend bien plus que le Satyre; car comme vous avez tres-bien remarqué, il est facile aux esprits d'imprimer toutes sortes de figures sur une matiere qui n'en a point encore; mais de defaire entierement la figure d'un enfant bien formé (du moins on le doit ſupoſer tel aprés trois mois & domy de groſſeſſe) d'en changer tous les traits pour y graver ceux d'un Singe, c'eſt ce qui m'étonne, & ce que je crois auſſi tres rare. Je connois une femme qui a acouché d'un Singe il y a quelque temps pour avoir eu l'imagination frappée de cét animal au commencement de ſa groſſeſſe. Mais il n'en eſt pas de même de celle qui a donné lieu à la Conference, ſi l'on ne dit qu'elle avoit dés le commencement de ſa groſſeſſe ardément deſiré de voir cette beſte ; car alors ſon imagination émeuë par ce violent deſir auroit imprimé dans la ſemence l'idée de l'objet deſiré, long-temps même avant qu'elle l'eut veu. Quoiqu'il en ſoit je trouve que pour expliquer ce fait

Cleon a eu raiſon de comparer l'imagination a un Ecrivain qui efface des traits par d'autres. Les eſprits ſont comme une plume ou comme un pinceau que noſtre imagination conduit pour figurer le *fetus* conformément à l'idée dont elle eſt touchée. Ainſi quand noſtre imagination eſt émeuë par une ſeconde idée plus forte que la premiere, il eſt probable qu'elle efface les traits de la premiere pour former ceux de la ſeconde. Ce que dit Euſebe eſt vray-ſemblable, repartit Nicandre ; & l'on ne ſçauroit donner d'autre raiſon du fait dont il s'agit. Il y a apparence que tout ce qui s'imprime ſur les *fetus* n'eſt imprimé que par le moyen des eſprits conduits par l'imagination que quelque idée a puiſſamment émeuë. Mais je voudrois bien ſçavoir pourquoy lorsqu'une femme se touche en quelque partie du corps, en même temps que son esprit est frapé de quelque idée, d'une cerise par exemple ou d'une meure, pourquoy, dis-je, cette idée s'imprime aprés cela sur la même partie du corps de l'enfant plutost que sur une autre partie. Il y a là deux idées, repartit Eusebe, l'une de la cerise, & l'autre de la partie touchée. Or il est probable que ces deux idées se joignent: & parce qu'il est indifferent à celle de la cerise de marquer une partie plutost que l'autre, l'idée de la partie touchée la determine à s'imprimer sur celle qui luy ressemble dans l'enfant: ainsi ces deux idées y vont de compagnie. Et moy, repartit Periandre, je croirois plutost que les esprits ont des caracteres particuliers & des figures determinées qui les rendent plus propres à une partie qu'à une autre. Je crois pareillement qu'il y a dans les parties du corps certains pores qui ont aussi leurs figures particulieres, & par consequent que ces parties ne peuvent recevoir qu'une sorte d'esprits, Je veux dire de ceux dont la figure leur est proportionnée. Cela étant, comme il y a apparence, il est maintenant aisé de faire voir pourquoy une femme se touchant en quelque partie du corps au même temps qu'une idée l'occuppe puissamment, cette idée s'imprime sur le même endroit du corps de l'enfant plutost que sur tout autre: C'est parce que les esprits de la mere étant émus par l'idée d'un objet qui la touche vivement, & ne pouvant toucher d'autre partie que celle dont les pores sont proportionnés à leurs figures, ils vont à cette partie plutoſt qu'à une autre. Et c'eſt auſſi ce qui ſe fait dans le *fetus*, en qui vrai-ſemblablement l'impreſſion qu'à reçu la mere emeut des eſprits qui ſont de méme nature que ceux de la mere ; de sorte, que quand la glande de l'enfant vient à eſtre emeuë par cette idée, elle en charge alors des eſprits qui ne peuvent aller autre part qu'en cette partie à cauſe de la proportion qui eſt entre ſa figure & celle des eſprits émus; d'où il arrive neceſſairement que l'image eſt imprimée ſur l'enfant au même endroit où la mere a porté ſa main ſur elle. Vous voulez donc, luy dit Nicandre, que quand la femme emeuë par une idée ſe touche en quelque partie du corps, elle y ſoit forcée par des eſprits dont la figure particuliere la determine à ſe toucher en cette partie plutoſt qu'en une autre.

Il faut bien, repliqua Periandre, que l'idée excite & meuve en la femme des esprits dont la figure ne convienne pas à toutes sortes de pores. Que si cela est, comme il n'en faut point douter, ils iront plutôt aux endroits avec lesquels ils ont du rapport qu'à ceux qui leurs sont disproportionnés; & le même se fait dans l'enfant que dans la mere. Je ne doute point que ce qui se fait dans la mere ne se fasse aussi dans l'enfant, repartit Eusebe : mais je doute qu'il se fasse de la maniere que vous le proposez; & je sçais un exemple qui m'oblige d'en douter. Une femme grosse regardant la figure d'un cadavre à demy mangé des vers, un homme par hazard vint à marcher sur sa robbe, ce qui obligea la femme à porter la main derriere soy, afin de la retire; & ce qui fut cause aussi qu'elle accoucha d'un enfant qui étoit non seulement marqué d'un cadavre, mais aussi qui en estoit marqué au même endroit où la mere avoit porté sa main. Vous voyez bien qu'une cause exterieure seulement avoit obligé cette femme à porter sa main en cét endroit, & non pas la determination des esprits émeus par l'idée du cadavre. Ainsi je crois que c'est au hazard ou à la volonté de la femme, & non pas à la figure des esprits qu'il faut attribuer la raison de ce qu'elle se touche en une partie plutost qu'en un autre. Chacun est libre de croire ce qu'il veut, répondit Periandre. Si mon opinion me semble probable, la vostre ne me le paroît pas moins; elles peuvent aussi toutes deux estre fausses. Il n'y a point de peut-estre, interrompit brusquement Pancrace.

Elles le sont toutes deux, & des plus fausses qui aient jamais esté. Vous vous trompez, Monsieur, luy dit Oronte : il n'y a ny plus ny moins dans la fausseté ; & je m'étonne qu'un Logicien aussi grand que vous ait fait une telle proposition. Peste soit de l'ignorant qui veut enseigner son Maître, répondit Pancrace en colére. On peut bien dire icy *sus docet Minervam*. Doucement, Monsieur, luy dit Periandre. On est ravy d'apprendre de vous : mais si vous traittez ainsi le monde, vous vous ferez trop craindre, & l'on vous fuira comme un tyran dans la republique des Lettres. Dittesnous donc avec moderation ce que vous pensez du sujet dont il s'agit ; & ne taxez personne d'ignorance, car la Compagnie ne le trouve ny beau ny bon. Qu'on en juge ce que l'on voudra, repartit

Pancrace. Je ne puis celer la verité ; & j'ay droit de la dire partout. C'est assez, dit Periandre fort ennuyé des discours de Pancrace. Je vois bien maintenant que vous n'estes pas en état de nous instruire. Ce sera pour une autrefois. Et de fait Periandre se levant toute la Compagnie en fit de même & se retira.

FIN.

TABLE DES MATIERES,

Contenuës dans la Premiere Partie.

PREMIERE CONVERSATION.

SECONDE CONVERSATION.

TROISIE'ME CONVERSATION.

Fin de la Table du premier Volume.

www.ingramcontent.com/pod-product-compliance
Ingram Content Group UK Ltd.
Pitfield, Milton Keynes, MK11 3LW, UK
UKHW012024240726
13965UKWH00002B/552